MINERVA
はじめて学ぶ
子どもの福祉

9

倉石哲也/伊藤嘉余子
[監修]

子どもの食と栄養

岡井紀代香/吉井美奈子
[編著]

ミネルヴァ書房

監修者のことば

　本シリーズは、保育者を志す人たちが子どもの福祉を学ぶときにはじめて手に取ることを想定したテキストです。保育やその関連領域に関わる新進気鋭の研究者や実践者の参画を得て、このテキストはつくられました。

　保育をめぐる現在の情勢はまさに激動期です。2015年4月に「子ども・子育て支援新制度」がスタートし、保育所と幼稚園の両方の機能をもつ幼保連携型認定こども園が創設されました。養成校では、それに対応した保育士資格と幼稚園教諭免許の取得が必須となる「保育教諭」の養成が本格化しています。今後ますます、幼保連携が進められると、すべての保育者に子どもの福祉に関する知識が必要となるでしょう。

　また、近年では児童虐待をはじめとした、養育環境に課題を抱える子どもと保護者への対応が複雑かつ多様化しています。今春告示された「保育所保育指針」には、新たに「子育て支援」という章が設けられました。これからの保育者は、保護者の子育てを支援するために、子どもを育てる保護者や家族が直面しやすいニーズについて理解するとともに、相談援助に必要な姿勢や視点、知識やスキル等を身につけていくことがさらに求められます。

　このテキストにおいては、上記で述べたようなこれからの保育に対応するために必要な知識や制度についてやさしく、わかりやすく解説しています。また、テキストを読んだあとで、さらに学習を進めたい人のための参考図書も掲載しています。

　みなさんが卒業し、実際に保育者になってからも、迷いがあったときや学びの振り返りとして、このテキストを手元において読まれることを期待しています。

2017年9月

倉石　哲也
伊藤嘉余子

はじめに

　食べることは子どもの健やかな心身の成長・発達の基礎となります。特に小学校入学までの時期は、"食"への興味が深まる大切な時期です。保育者は乳児期、幼児期、学童期といった発達段階の特徴に応じて、子どもたちが食生活に対する正しい理解や望ましい食習慣を身につけるための適切な援助をする役割を担っています。保育者は、子どもの食と栄養に関して、栄養士やほかの職員とともに考え実践していく必要があるのです。

　したがって、保育者には子どもの食生活や栄養に関する基本的知識や保育の現場における食育の基本と内容、子どもの健康な生活の基本としての食生活の意義、栄養の基本的概念や調理の基本、年齢や発達過程における食生活などについての正しい理解が求められます。そのほかにも、食に係る特別な配慮を有する子どもへの対応や食を通した保護者への支援、現代社会における食生活の課題に関しても配慮が必要です。

　子どもの頃からの豊かな食の経験は、生涯にわたる健康で質の高い生活の基本となります。子どもたちが自ら体験し、「食べる」ことに対して関心をもって理解を深めることができるように保育者にとって必要なことを、ぜひこのテキストを通して一緒に学んでいきましょう。

　第1章では、保育における子どもの食と栄養や、子どもの心身の健康と食生活とは何かを理解したうえで、子どもの健康と食生活の意義について学びます。

　第2章では、栄養の基本的概念と栄養素の種類と機能や、食事摂取基準と献立作成・調理の基本といった、栄養に関する基本的知識について理解します。

　第3章では、胎児期、乳児期、幼児期、学童期、思春期といった発達過程ごとに、心身の発達の特徴と食生活について学習します。

　第4章では、保育所における食育とは何か、その意義等について理解したうえで、食育の内容や計画・評価を学び、地域の関係機関や職員間の連携について、さまざまな事例を通して理解を深めていきます。

　第5章では、子どもや保護者の食をめぐる現状や児童福祉施設の種類と特性などを通して、家庭や児童福祉施設における食事と栄養について学びます。

　第6章では、子どもを取り巻く食生活の現状と課題を踏まえたうえで、今後の方向性について展望していきます。

　本書が、みなさんにとって、子どもの発育や発達と食生活との関連について関心をもち、保育者に求められる十分な食と栄養に関する知識について理解を深めるきっかけになれば、執筆者一同、とても幸せに思います。

2017年9月

編著者を代表して　岡井 紀代香

目次

はじめに

第1章　子どもの健康と食生活の意義

レッスン1　保育における子どもの食と栄養 ……………………………… 2
①「食べる」ということの意味…2　②「食べる」機能は経験・体験することで獲得する…4　③ 保育士の役割…5　④ 食の安全…6

レッスン2　子どもの心身の健康と食生活 ……………………………… 11
① 子どもの心身の健康と食生活の意義…11　② 食べることと医食同源の意義…12　③ 食べることとおいしさ・癒やし効果の意義…14　④「早寝・早起き・朝ごはん」の栄養生理学的意義…15

章末事例①　保育園給食（離乳食）で食べることに関心のない乳児への対応事例…19

第2章　栄養に関する基本的知識

レッスン3　栄養の基本的概念と栄養素の種類と機能 ………………… 22
① 子どもたちの成長と食事・栄養の意義…22　② 3大栄養素と5大栄養素について…28　③ 水分補給の重要性…38

レッスン4　食事摂取基準と献立作成・調理の基本 …………………… 40
① 食事摂取基準…40　② 献立作成の意義…40　③ 何をどれくらい食べればよいのか…41　④ 調理の基本…48

第3章　子どもの発育・発達と食生活

レッスン5　胎児期、乳児期の授乳・離乳の意義と食生活 …………… 56
① 胎児期の栄養と食生活…56　② 乳児期の栄養の意義と授乳の支援…58　③ 母乳栄養…58　④ 人工栄養…61　⑤ 混合栄養…64　⑥ 離乳の意義と食生活…64

レッスン6　幼児期の心身の発達と食生活 ……………………………… 69
① 幼児期の身体発育の特徴…69　② 幼児期の食事…71　③ 間食の意義と実践…72　④ 幼児期の栄養上の問題点…74　⑤ 幼児期に起こりやすい疾患…77　⑥ 幼児期の生活習慣の現状…79　⑦ 望ましい幼児食…80

レッスン7　学童期、思春期の心身の発達と食生活 …………………… 85
① 学童期、思春期の身体の発育の特徴…85　② 学童期、思春期の精神の発達の特徴…86　③ 学童期、思春期の食生活の問題点…87　④ 学童期、思春期の望ましい食生活…89

章末事例②　母乳から離乳食へ移行する過程での援助事例…95

第4章　食育の基本と内容

- レッスン8　保育所における食育 ……………………………………… 98
  - ① 食育とは何か…98　② 「食育基本法」…98　③ 保育所における食育…100
  - ④ 月・年齢に応じた食育…102　⑤ 保育所の食事の提供の現状…105
- レッスン9　食育の内容と計画および評価 ……………………………… 107
  - ① 食育の内容…107　② 食育のプロセス…108　③ 食育の計画…109　④ 食育の目標設定…112　⑤ 食育の計画作成…114　⑥ 実施と経過評価…115　⑦ 評価…115
- レッスン10　地域の関係機関や職員間の連携 …………………………… 118
  - ① 地域における保育所の役割…118　② 職員間の連携…123
- レッスン11　食生活指導および食を通した保護者への支援 …………… 127
  - ① 保育所における2つの保護者支援…127　② 保護者に対する支援の基本…128
  - ③ 保護者支援の目標…129　④ 保護者への食生活指導…129　⑤ 地域における子育て支援…130
- ●コラム　食育の5項目…134
- ●コラム　保育所における食育の推進について…135

第5章　家庭や児童福祉施設における食事と栄養

- レッスン12　家庭における食事と栄養 …………………………………… 138
  - ① 子ども・保護者の食をめぐる現状…138　② 保護者の食生活の現状…142
  - ③ 家庭で取り組む食育を目指して…143
- レッスン13　児童福祉施設における食事と栄養 ………………………… 146
  - ① 児童福祉施設の種類と特性…146　② 保育所…148　③ 乳児院…150　④ 食事提供…151　⑤ 児童養護施設…153　⑥ 障害児入所施設の給食…154　⑦ 食中毒予防のための衛生管理…154　⑧ 緊急災害時の献立作成…155
- レッスン14　特別な配慮を要する子どもの食事と栄養 ………………… 157
  - ① 食物アレルギー…157　② 先天性代謝異常症…164
- ●コラム　お箸の持ち方練習法…170

第6章　食生活をめぐる現状と課題

- レッスン15　子どもの食生活の現状と課題 ……………………………… 172
  - ① 子どもの生活習慣の現状…172　② 子どもの朝食摂取と就寝時間の関係…174
  - ③ 子どもの体型…175　④ 子どもの貧困…176　④ 消費者として食を考える…177

巻末資料

「日本人の食事摂取基準（2015年版）」……………………………………………… 182

さくいん…195

●この科目の学習目標●

「指定保育士養成施設の指定及び運営の基準について」（雇児発0331第29号）において5つの目標が明示されている。①健康な生活の基本としての食生活の意義や栄養に関する基本的知識を学ぶ、②子どもの発育・発達と食生活の関連について理解を深める、③食育の基本とその内容及び食育のための環境を地域社会・文化とのかかわりの中で理解する、④家庭や児童福祉施設における食生活の現状と課題について学ぶ、⑤特別な配慮を要する子どもの食と栄養について理解する。本書も、この目標を達成するよう、内容を考えている。

第1章

子どもの健康と食生活の意義

本章では、食べるということの意味、健康と食生活とはどのようなものなのかについて学んでいきます。
みなさんがこれから専門的に学んでいく保育の世界において、「食と栄養」の知識がどうして必要になるのかを理解することが大切です。

レッスン1　保育における子どもの食と栄養
レッスン2　子どもの心身の健康と食生活

レッスン 1

保育における子どもの食と栄養

本レッスンでは、保育の現場において欠かせない「食と栄養」について学びます。なぜ、食と栄養の知識が保育の現場で必要になるのでしょう。子どもの成長に欠かせない食は、体の発育だけではなく、心の成長にも深く関わりがあることを理解し、知識を深めることが大切です。

1．「食べる」ということの意味

人はなぜ食べるのでしょうか。おなかがすくから、おいしそうだから、楽しい気分になるから、いろいろな答えがありそうですが、ここでは「食べる」ということの意味について3つの視点から考えます。

1 生きるため

食べることで子どもは健康に成長します。食べなければ人間は死んでしまいます。現在の日本は豊富な食料に恵まれていて、いつでも簡単に食べ物が手に入りますが、ニュースや新聞で見るように、虐待などで食事が与えられず子どもが亡くなってしまう例も生じています。

一方、国連が公表した「世界の食料不安の現状2015年報告[†1]」によると、世界の飢餓*人口は約7億9,500万人です。1990年代に比べると減少したものの、今なお内戦や飢饉*等で食料が不足し、世界の人口の約9人に1人が飢餓に苦しんでいます。なかでも成長期の子どもたちが受ける影響は深刻で、ユニセフの報告によれば、2015年には年間590万人の子どもが、5歳の誕生日を迎えられずに命を失っています[†2]。その死亡原因の3分の1以上に栄養不良が深く関わっています（図表1-1）。

このように当たり前のことですが、人間は食べなければ生命を維持することができないのです。

2 食欲の満足、精神的充足感を得るため

おなかがすいたとき、「食べたい」と感じることは自然な欲求で、それが満たされたとき、満足し、うれしい気持ちになります。たとえば、私たちはうどんを食べるとき、かつおと昆布の出汁の香りや味、つるっとのどを通るうどんの食感を感じます。また肉や魚が焼ける音、匂い、

▶ 出典
†1 国際農林業協働協会（JAICAF）「世界の食料不安の現状 2015年報告」誠文堂、2015年

✱ 用語解説
飢餓
長期間にわたり十分に食べられず栄養不足となり、生存と生活が困難になっている状態。

飢饉
自然災害や気候変動、戦争等の要因により、極端な食料不足の事態となり、人々が飢え苦しむこと。

▶ 出典
†2 ユニセフ（UNICEF：国連児童基金）「世界子供白書2016——一人ひとりの子どもに公平なチャンスを」2016年

図表 1-1 5歳未満児の死因

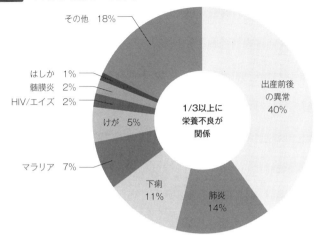

出典：UNICEF (2012) Childinfo, UNICEF, WHO & WB (2012) Levels & Trends in Child Mortality report 2012をもとに作成

口に入れたときの何ともいえないジューシーな触感や味を感じます。このように、食べることは**五感***を刺激するのです。

子どもは、食べることを通してさまざまな感覚を身につけていきます。夢中になって遊んだあと、おなかがすくことを知り、そこでおいしいご飯が食べられれば、喜びは一層強く感じられるものです。おなかがすくつらさや食べられる喜びを感じることは、子どもの心の成長に大きく関わります。

3　文化的、社会的、コミュニケーションツールとしての役割

どんな国にも、どんな民族にも伝統的な「食文化」があります。この「食文化」はその時代の社会的背景のもとで変化しつつ、それぞれの国で特有の食文化が営まれてきています。たとえば日本では箸を使い、和食文化が培われてきました。節句や祭り、祝い事など「ハレの日」*には、いつもとは違う特別な食事で、家族や親しい人とともに祝う習慣があります。正月にはおせち料理、ひな祭りにはお寿司やひしもち、こどもの日には柏もちや粽（ちまき）で祝います。さまざまな行事や風習は食べ物と結びついて、現代にまで伝えられています。

また、毎日家族や友人と食事をともにすることで、よりお互いを理解し、連帯感を育むことができます。毎日の食事の場面での家族の会話は、生きるうえで大切なことを親から子へと伝える役目もあります。このように家族や社会とのコミュニケーションツールとして、食べることが果たす役割は大きいのです。

用語解説
五感
人間（動物）が外界を感知するための多種類の感覚機能のこと。視覚、聴覚、嗅覚、触覚、味覚を指す。

補足
和食
「自然を尊ぶ」という日本人の気質に基づいた「食」に関する習わしを、「和食：日本人の伝統的な食文化」として、2013年12月にユネスコ無形文化遺産に登録された。

用語解説
「ハレ（の日）」
晴れ舞台、晴れ着、晴れ姿などといい、特別な日や物を指す。
⇔「ケ」（の日）：通常（の日）

2．「食べる」機能は経験・体験することで獲得する

　子どもが発達するとき、さまざまなことを体験することで、自分の機能を伸ばしていきます。寝返りを打つ、ハイハイをする、歩くという動作も、自然に体を動かすなかで「できる」ことを体験し、獲得していきます。
　「食べる」という機能についても、自分で体験することを通して身につけていきます。保育者は、子どもが自ら体験し機能を獲得するために、機能に関する正しい知識をもち、適切な援助をする必要があります。子どものもつ機能を伸ばすために必要な体験を確認しましょう。

1　新生児反射

　生まれたばかりの赤ちゃんは、誰にも教えられていないのに、どうしてお母さんのおっぱいを吸うことができるのでしょうか。それは、**新生児反射**＊によって、お母さんのおっぱいを探し、くわえ、吸って飲み下すことができるからです。新生児反射の種類をみてみましょう。
①探索反射……母乳の匂いを感じ、唇に乳首が触れるとくわえようとする。
②捕捉（ほそく）反射……乳首が口に入るとこれをくわえる。
③吸啜（きゅうてつ）反射……口に入った乳首を強く吸う。
④嚥下（えんげ）反射……口内にたまった乳汁を飲み込む。
　赤ちゃんは生きるために、これらの反射運動機能を生まれながらにもっているのです。

2　発語の基礎をつくるのは離乳食の役割

　生後5、6か月になると、赤ちゃんは離乳食を食べ始めます。しかし最初は上下の唇を閉じてスプーンから離乳食を取り込むことはできません。お母さんがスプーンで赤ちゃんの舌の上に、ほんの少し離乳食を置くことを何度か繰り返すうちに、唇を閉じてスプーンから上手に離乳食を取り込めるようになります。この唇を閉じるということができるようになって初めてパ行やマ行の発音ができるようになり、その後「パパ」や「マンマ」などの言葉が出てきます。
　離乳食が始まる前の舌の動きは、前後にだけ動いて乳汁を吸いますが、離乳食が始まると上下や左右にも動いて、舌で食べ物を押しつぶしたり歯ぐきでかんだりすることができるようになります。そして舌を上あご

＊**用語解説**
新生児反射（原始反射）
脳や中枢神経が未熟な新生児が、母親のおなかの外でも生きていけるように備わっている反射のこと。ほかに把握反射、モロー反射、足踏み反射などがある。月齢を経て脳や中枢神経系が成熟するにつれて抑制され、消失する。

につけることができてはじめて、タ行やナ行の発音ができるようになるのです。

このように、言語発達に先行して食べる機能の発達があります。離乳食を食べることで、唇や舌の動きを自分で獲得し、それがその後の言語発達の基礎となります。唇や舌、ほおの裏側を上手に使えるようになるためには、発達段階に応じた適切なやわらかさ、形状の離乳食を準備する必要があります。

3 自分で試して、失敗して、獲得する

まだ言葉を獲得していない赤ちゃんには、食べ方やスプーンやコップのもち方を言葉で教えることはできません。唇を閉じて食べ物を取り込むことも、舌を上手に動かして飲み込みやすい形にして嚥下することも、自分で経験してはじめてできるようになるように、実践しながら学んでいきます。手づかみ食べができるようになると、前歯でかじりながら自分の一口量を覚えていきます。お茶やミルクをコップで飲み始めると、どのくらいコップを傾ければちょうどよい量が口に入ってくるのかを経験していきます。

もちろん最初は失敗が多く、口いっぱいに食べ物を入れて吐き出してしまったり、コップからこぼれてミルクがほとんど口に入らなかったりします。遊んでいるように見えますが、赤ちゃんはいろいろなことを試しているのです。そのときに上手にできたら褒めることで、赤ちゃんは自然に食べ方を獲得していきます。

3. 保育士の役割

1 自分の健康を自分で管理できるように（食の自立）

「保育」は子どもたちの「自立」を目指しています。日常の生活、たとえば、朝起きる、着替える、顔を洗う、ご飯を食べる、歯磨きをする、片づけるなどの動作を少しずつ自分でできるように援助し、見守ります。食べることに関しても、最初はミルクを吸うだけだったものが、離乳食で形あるものの食べ方を練習し、手づかみで食べることを覚え、やがてスプーンやお箸を使って上手に食べるようになります。

そして3、4歳になると、自分の体が元気に大きくなるためには、さまざまな種類の食べ物が必要なことを理解するようになります。「食の自立」は、生活の自立の一番重要な基礎となるものです。自分の健康を

自分で管理できるようになってこそ、はじめて社会生活を送るうえでの自立ができます。

保育士の役割は、上手に食べられない子に、単に食べさせるのではありません。その子どもがやがて自分一人で食べることができるように、そして自分の健康を自分で管理することができるように食事を選択したり、自分で調理したりできるように導くことです。そのためには、保育士も自分自身の食を見直し、規則正しくバランスのとれた食生活を送るよう心がけることが大切です。自分のできていないことを、子どもたちに指導することはできません。

2 マナーや食文化を身につけられるように

私たちが食事をするときの箸の使い方や食器の並べ方、礼儀や作法などは、毎日の生活のなかで身につけてきたものです。そのため、保育士は子どもたちの発達段階に応じて、適切に指導していくことが大切です。

また、友だちや保育士と一緒に食べることで、子どもは食事のときのマナーを学んでいきます。この礼儀やマナーは相手の気持ちがわかるようになってはじめて理解できるものです。うれしかったり、悲しかったりする気持ちが育つことによって、心の豊かさが形成され、礼儀も身についていきます。

さらに、行事のときに子どもたちに**行事食**＊のいわれを話すことで、さまざまな食文化を身近に感じることができます。たとえばひな祭りに供える菱もちは、上から赤、白、緑の順で、赤いもちは桃の花を、白いもちは残雪を、そして緑のもちは雪の下に芽吹くヨモギを表しているといわれています。また、はまぐりは二つに分かれた殻がほかの貝とはぴったり合わないことから、一生同じ人と添い遂げる、夫婦のきずなを表しているとされ、好んで食べられます。

図表1-2であげた行事のほかにも、それぞれの家族に誕生日や、記念日などの祝い事があるでしょう。また住んでいる地域によっても風習が異なります。それぞれの行事食のいわれを調べて、わかりやすく子どもたちに話すことで、食文化を伝えていくことができます。

＊用語解説
行事食
季節の行事やお祝いなどの特別な日に食べる特別な料理のこと。

4. 食の安全

食べることで人は成長し、健康な体を維持することができます。しかし食中毒や食事時の事故（アレルギーやのど詰まり）が起これば、たち

図表 1-2 主な季節の行事と食べ物

	行事	よく食べられるもの
1月1日	お正月	おせち料理・雑煮・お重
1月7日	人日の節句（じんじつ）	七草がゆ
1月11日	鏡開き	お汁粉
1月15日	小正月	小豆がゆ
2月3日頃	節分	豆・恵方巻
3月3日	上巳の節句（じょうし）（ひな祭り）	菱もち・ちらし寿司・はまぐりの吸い物
3月21日頃	春の彼岸（春分の日）	ぼたもち
4月頃	花見	花見団子・桜もち
5月5日	端午の節句（こどもの日）	柏もち・粽（ちまき）
6月30日	夏越の祓（なごしのはらえ）	水無月
7月24日頃	土用の丑の日（うし）	ウナギ
9月中頃	十五夜（月見）	月見団子・衣かつぎ（里芋）
9月23日頃	秋の彼岸（秋分の日）	おはぎ
11月15日	七五三	千歳あめ
12月22日頃	冬至	冬至かぼちゃ
12月31日	大晦日	年越しそば

◆補足
ぼたもちとおはぎ
春と秋の彼岸にあんこをまぶしたもちを供える習慣がある。牡丹の花の咲く春にはぼたもちとよばれ、萩の花の咲く秋にはおはぎとよばれる。

まちに健康を害するどころか、死に至る場合もあります。また、食材料に含まれる食品添加物や残留農薬についての問題もあります。保育者は、これらの知識をもって、子どもたちが安心して食事できるよう、配慮しなければなりません。

1　食中毒の防止

保育所では、調理室で調理された食事を、保育士がランチルームや保育室で盛りつけることもあります。調理場では**食中毒防止の3原則**に従って衛生的に調理されますが、それを盛りつける保育士の手が汚れていたらどうなるでしょう。また、調乳を保育士が担当する場合もあります。

乳児や幼児への食事の準備前など、保育士が食事に関わるときには、手洗いをていねいにすることが食中毒の防止のために最も重要です。また、清潔なエプロンや三角巾、マスクの着用を心がけましょう。

2　食物アレルギーをもつ子どもへの対応

食物アレルギーは対応を間違うと死に至ることもあるものです。大切

◆補足
食中毒防止の3原則
1. つけない
2. 増やさない
3. 殺す

> 参照
> 食物アレルギー
> →レッスン10、14

な子どもの命を預かる保育所で、万が一にもそのような事故がないよう努めなければなりません。

食物アレルギーの除去食は、調理室で使用食材を厳選して注意深く調理されます。保育者はその食事を間違いなく配膳し、アレルゲンを含む食材を間違って食べてしまわないよう、細心の注意を払って見守る必要があります。そのため、保育所内に園長、保護者、保育士、栄養士、調理員も含むアレルギー対応委員会を設置するなどして、組織的な対応が望まれます。食物アレルギーは緊急対応が必要な場合もあり、誰でもすぐに判断できるようなマニュアルの作成も必要です。保育者も食物アレルギーに関する知識をもち、前もって保護者から十分な聞き取りを行うことが大切になります。そして、家庭と調理室と歩調を合わせて保育所での対応を判断します。

厚生労働省は「保育所におけるアレルギー対応ガイドライン[3]」で生活管理指導表を作成してそれを活用するよう勧めています。その様式を図表1-3に示します。

> 出典
> [3] 厚生労働省「保育所におけるアレルギー対応ガイドライン」2011年

3 食事を自分で選ぶ力

食の嗜好は幼い頃からの食習慣に大きく影響されます。幼い頃から濃い味つけの料理を食べる機会が多いと、食材が本来もっているおいしさを感じることができず、大人になっても濃い味つけの食品を好むようになります。そうならないために、特に離乳食や幼児食は薄味にし、食材がもつ自然な味や風味を生かすよう心がけなければなりません。

また加工食品や調理済み食品が数多く売られている現在、誰が、どのような食材を使って、どのように製造したのか不明な食べ物が私たちのまわりにあふれています。市販の菓子や飲み物には砂糖や油、そしてさまざまな食品添加物が含まれています。子どもたちが、自ら健康を守ることができる安全な食事を選べるようになるためには、まわりにいる保育者が、常に食材の新鮮さや安全性を見分ける姿をみせていることが必要です。

保育所では子どもたちに安全な食を提供するとともに、保育者は食に関するさまざまな知識をもち、安全で栄養豊かな食事を選択するための知恵を、給食時や保育のなかで子どもたちに伝えなければなりません。

レッスン1　保育における子どもの食と栄養

図表 1-3　保育所におけるアレルギー疾患生活管理指導表

保育所におけるアレルギー疾患生活管理指導表（食物アレルギー・アナフィラキシー・アレルギー性鼻炎）　提出日　平成＿年＿月＿日

名前＿＿＿＿＿　男・女　＿＿年＿＿月＿＿日生（＿＿歳＿＿か月）　＿＿組

食物アレルギー（あり・なし）	病型・治療
	A. 食物アレルギー病型（食物アレルギーありの場合のみ記載） 　1. 食物アレルギーの関与する乳児アトピー性皮膚炎 　2. 即時型 　3. その他（新生児消化器症状・口腔アレルギー症候群・食物依存性運動誘発アナフィラキシー・その他：　　　） B. アナフィラキシー病型（アナフィラキシーの既往ありの場合のみ記載） 　1. 食物（原因：　　　） 　2. その他（医薬品・食物依存性運動誘発アナフィラキシー・ラテックスアレルギー・・） C. 原因食物・除去根拠　該当する食品の番号に◯をし、かつ《 》内に除去根拠を記載 　　　　　　　　　　　　　　　　　　　　[除去根拠] 該当するもの全てを《 》内に番号を記載 　　　　　　　　　　　　　　　　　　　　①明らかな症状の既往 　　　　　　　　　　　　　　　　　　　　②食物負荷試験陽性 　　　　　　　　　　　　　　　　　　　　③IgE抗体等検査結果陽性 　　　　　　　　　　　　　　　　　　　　④未摂取 　1. 鶏卵　　　　　　《　　》 　2. 牛乳・乳製品　　《　　》 　3. 小麦　　　　　　《　　》 　4. ソバ　　　　　　《　　》 　5. ピーナッツ　　　《　　》 　6. 大豆　　　　　　《　　》 　7. ゴマ　　　　　　《　　》 　8. ナッツ類　　　　《　　》（すべて・クルミ・アーモンド・　　　　） 　9. 甲殻類　　　　　《　　》（すべて・エビ・カニ・　　　　） 　10. 軟体類・貝類　　《　　》（すべて・イカ・タコ・ホタテ・アサリ・　　　　） 　11. 魚卵　　　　　　《　　》（すべて・イクラ・タラコ・　　　　） 　12. 魚類　　　　　　《　　》（すべて・サバ・サケ・　　　　） 　13. 肉類　　　　　　《　　》（鶏肉・牛肉・豚肉・　　　　） 　14. 果実類　　　　　《　　》（キウイ・バナナ・　　　　） 　15. その他（　　　　　　　　　　　） D. 緊急時に備えた処方薬 　1. 内服薬（抗ヒスタミン薬、ステロイド薬） 　2. アドレナリン自己注射薬（エピペン®0.15mg） 　3. その他（　　　　　　）

	保育所での生活上の留意点
	A. 給食・離乳食 　1. 管理不要 　2. 保護者と相談し決定 B. アレルギー用調整粉乳 　1. 不要 　2. 必要　下記該当ミルクに◯、又は（ ）内に記入 　　ミルフィー・ニューMA-1・MA-mi・ペプディエット・エレメンタルフォーミュラ 　　その他（　　　　　　） C. 食物・食材を扱う活動 　1. 管理不要 　2. 保護者と相談し決定 D. 除去食品で摂取不可能なもの　除去の◯で除去の際に摂取不可能なものに◯ 　1. 鶏卵：　　卵殻カルシウム 　2. 牛乳・乳製品：　乳糖 　3. 小麦：　　醤油・酢・麦茶 　4. 大豆：　　大豆油・醤油・味噌 　5. ゴマ：　　ゴマ油 　6. 魚類：　　かつおだし・いりこだし 　11. 魚類：　　エキス 　12. 肉類： E. その他の配慮・管理事項

	記載日　　年　月　日 医師名 医療機関名 　　　　　　　　　　電話：

この生活管理指導表は保育所での生活において特別な配慮や管理が必要となった場合に限って作成するものです。

【緊急時連絡先】
★保護者　電話
★連絡医療機関
医療機関名：

アレルギー性鼻炎（あり・なし）	病型・治療	保育所での生活上の留意点	記載日　年　月　日 医師名 医療機関名
	A. 病型 　1. 通年性アレルギー性鼻炎 　2. 季節性アレルギー性鼻炎 　　主な症状の時期：春、夏、秋、冬 B. 治療 　1. 抗ヒスタミン薬・抗アレルギー薬（内服） 　2. 鼻噴霧用ステロイド薬 　3. その他	A. 屋外活動 　1. 管理不要 　2. 保護者と相談し決定 B. その他の配慮・管理事項（自由記載）	

この生活管理指導表は、地域独自の取り組みや現場からの意見を踏まえ、今後改善していくことを考えております。

出典：厚生労働省「保育所におけるアレルギー対応ガイドライン」2011年をもとに作成

演 習 課 題

①行事食のいわれを調べて、それを子どもたちにわかりやすく話すための工夫を考えてみましょう。
②自分自身の食生活を振り返るために、3日間分の食事記録をつけましょう。それを見て、自分の食生活の改善点を考え、どうしたら実行できるか考えましょう。
③菓子や飲み物を購入したとき、どのような食品添加物が入っているのか、それはどんな目的で使われているのか調べてみましょう。

レッスン 2
子どもの心身の健康と食生活

本レッスンでは、子どもの成長を支える要素の一つである食生活について、子どもの心身の発達の特徴や「食べる」ということの意義を通して学びます。子どもの食育の課題である「早寝・早起き・朝ごはん」が、子どもたちの成長・発達にどのように重要であるかということを理解します。

1. 子どもの心身の健康と食生活の意義

1 子どもの心身の発達の特徴

　一般に乳幼児をはじめとする子どもたちの心身の発達の特徴は、成人や高齢者などと比べて質的にも量的にも劇的な成長変化を示すところにあります。この子どもたちの成長変化は、体と心の両方で起こりますが、その物質的基盤の一つとして食生活の重要性が指摘されています。そこで保育者の教育的立場からいえば、子どもたち自身が、自立・成長してたくましく生きる力をつけるための食を中心とした教育（**食育**）が重要となります。そこでこの問題に関連して、その基盤となる食生活の栄養学的あるいは生理学的意義について具体的に考えてみましょう。

2 食べることの生理学的意義

　ヒトを含め動物は「食べる」という行動をしますが、この行動の生理学的意義は何かと問われれば、次のような解答が可能です。

---

1) ヒトの生存あるいは生活を支えるための生命活動エネルギーの生産と供給
2) ヒトの体のそれぞれの組織をつくり、再生するための材料の供給
3) 病気を予防し、健康を維持・改善すること（医食同源）の意義
4) 食べることにより快感を得て精神的な楽しみを満足させ、心の癒やし効果を得ること

　以上の4つの食べることの生理学的意義のなかで、特に最初の2つ

図表2-1 食べるという行動に含まれる基本的な過程の例

①動物が食物を得るための食物探索行動
　↓
②食事をする（**摂食**）
　↓
③体に入った食物の栄養素を胃腸などの消化器官で消化分解する（**異化過程**）
　↓
④生成した栄養素を吸収して全身にはりめぐらされているリンパ・血管系を使って運搬する
　↓
⑤それぞれの臓器で必要な生命エネルギーを生産し、さらに組織に必要な構成成分を合成し（**同化過程**）、そのことにより自分自身の個体全体の再生を行う

の命題は、動物が「食べる」ことのより基本的な栄養学的意義と考えられます。

　一方、ヒトなどの動物の食べるという行動には、いくつかの基本的な過程が含まれています（図表2-1）。ヒトの「食べる」という行動には、さまざまな動物に共通するいくつかの基本的な生理学的意義が含まれていますが、特に食物の消化分解や生命活動エネルギーの生産や消費、そして新たな栄養素を合成して自分自身の組織の再生に利用するなどのきわめて普遍的な栄養学的な意義が含まれています（これらの問題については、第2章「栄養に関する基本的知識」でより詳しく説明しています）。

2. 食べることと医食同源の意義

1 体内における栄養素の役割

　ヒトを含めた高等動物の場合には、前述のような食べることの基本的な栄養学的意義に加えて、さらに「**医食同源**」の意義が加わります。これは歴史的にみると生命が単細胞生物から進化して細胞を複数もつ多細胞生物が現れ、さらに生物が大型化してしかもその体制がより複雑化したために、この複雑な生命システムを維持してうまく制御する必要性が生じたためです。できればこのシステムを効率的にしかも安全に制御する必要があります。そこでそのために役立つ「くすり」の役割をする有用成分（**栄養素**）を食事から日常的に摂取することが必要となりました。

　たとえば複雑化したヒトなどの高等動物の体全体に栄養素や酸素を効率よく運搬するために、心臓を中心とした血管系による複雑な血液循環のシステムができました。そしてこの血管システムをうまく作動させるために、血圧の調節が必要となり、そのために役立つ栄養素を食物とし

て摂取することが重要となりました。そのための「くすり」となる食材の例として、血圧を上昇させるナトリウム（Na）イオンなどの働きを抑制するために、カリウム（Ka）イオンや食物繊維を多く含む果実や野菜などがあげられます。

さらに体全体の各組織におけるエネルギーの生産と消費を、常に安定した一定の状態に保つために、そのエネルギー生産の基本物質であるブドウ糖の血液中でのレベル（血糖値）を調節する必要があります。そのための栄養素として、血糖値の異常な増加を抑制する食物繊維などが必要となります。さらに各組織の細胞内のエネルギー生産システム（**解糖系***や**TCA回路***など）が、順調に維持・進行するための調節を行う栄養素として、ビタミンやミネラルなどがあげられます。ところが、以上の生体エネルギーの生産と消費のバランスの調節がうまく働かないと、血液中のブドウ糖が異常に増加して、糖尿病のような生活習慣病になります。

2 活性酸素の除去と免役システム

さらに前述の問題と関連してヒトが、食事をして体内の細胞に栄養と酸素を取り込んでエネルギー生産をするとき、一定量の「**活性酸素**」が発生します。これらの活性酸素は細胞内の重要成分である遺伝子DNAや細胞膜や酵素たんぱく質を攻撃して細胞を損傷させ、さまざまな生活習慣病の原因となります。これまで一般に食べ過ぎ（オーバーカロリー）は、体によくないといわれてきましたが、その主な原因の一つが、現在ではこの活性酸素であるとされています。また生体外の環境由来の放射性物質や重金属、発がん物質なども生体内に侵入すると、同様の活性酸素を発生させ、同様のしくみで細胞や組織を損傷させます。このためにこれらの活性酸素の毒性を消去あるいは排除する栄養成分（抗酸化物質・**ラジカル消去物質***など）を、食物から日常的に摂取する必要があります。その代表的な食品として、ビタミン・カロチノイド・クロロフィル・食物繊維などを多く含む野菜や果物などがあげられます。

また高等動物が、細菌やウイルスなどの病原微生物の感染を防御するために特別の免疫システムが出現し、このシステムに関わるさまざまな免疫細胞を正常に機能させる栄養成分を多く含む食品を日常的に摂取することが必要となりました。食物繊維、そしてたんぱく質やアミノ酸、脂質（コレステロールやEPA、DHAなど）やその他のビタミン類などを多く含む食品が免疫などの生体防御システムの働きを促進します。

以上のように食べることの重要な意義の一つとして、私たちの体の複

※ 用語解説

解糖系
糖を分解する代謝経路で、分解の過程で酸素を必要としない。グルコースがピルビン酸、乳酸に代謝される。

TCA回路
糖質代謝、脂質代謝、アミノ酸代謝の重要な経路。細胞のミトコンドリア内に存在する。クエン酸回路ともいう。

※ 用語解説

ラジカル消去物質
活性酸素を別の言い方で、ラジカル化合物あるいはラジカルとよぶ。ラジカルは生体内の細胞や組織に傷害を与えるが、このラジカルの生成やその働きをなくす物質のことを一般にラジカル消去物質とよんでいる。

雑な生体システムを守り、活性化するために、食品に含まれる多種多様な天然の「くすり」（栄養素）を日常の食事から取り入れることが重要となります。

3. 食べることとおいしさ・癒やし効果の意義

1 食の精神的な役割

さらに生物の進化の段階として、ヒトを含めた高等動物の体の複雑なシステムを制御するために、精緻な脳神経系が出現しましたが、その結果、さらに食の精神的な役割が付け加えられました。すなわち私たちには食事をすることによって得られる栄養学的なメリットとともに、さらに食事による快感（おいしさ）を通じて精神的な喜びや癒やし効果などがもたらされることとなり、これが食べることの新たな意義となりました。これは食事が栄養学的な側面以外にその人個人の精神生活にとっても重要な役割をもつことを意味しています。

たとえばヒトは幼少期から高齢期まで一生のなかでさまざまな食生活を経験しますが、食事の内容やその食べ物の味の記憶とともに、食事をした場面（誰とどのような雰囲気や場所で）なども記憶されています。そしてそれはその人個人にとって一生の食の財産といえるものとなります。

2 「食べる」という行動の神経生理学的意義

さらに最近では、味覚（甘味・塩味・苦味・酸味・うま味など）を中心とした食べ物の味の記憶などに関する研究や、レプチンなどの食欲制御物質やβ-エンドルフィンなどの食欲快楽物質などの研究により、ヒトなどの高等動物における「食べる」という行動の神経生理学的意義が明らかになりつつあります。またこの問題は、興味深いことに、睡眠や覚睡*、さらに生活意欲や人生の生きがいなどの問題とも深く関係していることが最近知られるようになりました。

たとえば食事によりおいしいものを食べ、楽しい時間を過ごすと、生理学的にみて心身にいろいろな好ましい影響のあることが明らかになっています。まず、最近の脳生理学の成果によれば、おいしいものを食べると、脳内にβ-エンドルフィンやベンゾジアゼピンなどの快感や安心感をもたらす物質が生産・分泌され、血液中に放出されます。これらの物質は単なる快感のみでなく、鎮静作用や鎮痛作用、さらに免疫・生体

＊用語解説
覚睡
生理学的に脳が目覚めている状態をいうが、基本的にはヒトが通常の生活をする場合に脳の生理機能が正常に働いている状態を指す。この働きがうまくいかない場合を「うつ状態」とよび、その状態が長期に続くと「うつ病」と診断される場合もある。

防御作用などももたらすことが知られています。ちなみにこれらの快感・安心物質の分泌・放出の程度は、ある個人が食事をするときの場面・状況や、その人の食物に対するこれまでの学習記憶や経験により大きく左右されます。たとえば、ストレスがかかる嫌な人と食事をするよりも、仲がよい人や自分が信頼する人と食事をすると、たくさんの快感・安心物質が脳内に放出されます。家庭でつくられた料理を食べると、脳内で快感・安心物質がたくさん分泌され、いわゆる家庭の味を感じるのです。さらに、以上のような気持ちのよい環境で食事をすると、食べたときの快感や安心感のみならず、積極的に食べようという食に対する意欲が高まり、内臓の消化分解活動を活性化します。これは、おいしい食事により脳内で生産されるドーパミンやGABA（γアミノ酪酸）といわれる食欲調節物質が血液中に放出されると、食欲が増すとともに、胃腸の消化液の分泌やぜん動運動を高めるためであることが知られています。逆に、嫌な人や怖い人が近くにいる場合、これらの物質の生産・分泌が抑制され、食に対する意欲が低下し、内臓の消化分解活動も抑制されます。そしてそれが日常化すると、その人の心身全体のバランスを崩すということが判明しています。

　以上のことと関連して、子どもたちの心身の不安定さと食生活の関係についても精神医学や心理学の方面から研究がされています。たとえばいわゆる「キレる」状態の子どもでは、体内でストレスホルモンのアドレナリンなどの血中濃度が高くなっており、上記のβ－エンドルフィンやベンゾジアゼピンなどのおいしさを感じさせ、さらに鎮静作用（心の安定化作用）を示す物質の血中濃度が低いことが知られています。以上のことから「食」による子どもたちの心の癒やし効果の重要性が指摘されています。現在、各地域で行われている「子ども食堂」などの活動では、地域の子どもたちが、大人たちがあたたかく見守るなかで、仲良しの友だちと一緒に安価でおいしい食べ物をいただくと、子どもたちの心を癒やす効果が促進されると考えられています。

　以上のように、食べることの大切な意義の一つとして、おいしさを感じ、精神的な楽しみを満足させ、心身の健康を促進して、心の癒やし効果などを得ることが重要と考えられます。

4. 「早寝・早起き・朝ごはん」の栄養生理学的意義

　現在、子どもたちの食育の課題として「早寝・早起き・朝ごはん」の

参照
子ども食堂
→レッスン15

参照
早寝・早起き・朝ごはん
→レッスン7

問題がしばしば提起されますが、この問題の栄養生理学的意義について考えてみましょう。

1 「生命のバイオリズム」との関係

この問題は、日常のさまざまな生活習慣が、子どもたちの心身の発達・成長に大きな影響を与えるというきわめて伝統的な教育原理と関連しています。その生理学的背景として、「生命のバイオリズム」と子どもたちの生活リズムがうまく同調しているかという問題につながります。生命のバイオリズムとは、一般に子どもたちを含めて私たちの体の基本的なさまざまな働きは、いつも同じように働いているのではなく、その時間帯によって働き方が違う（リズムがある）ということです。

この生命のバイオリズムはおおまかにいって、下記の2つの要因が大きく関係しています。

> 1）朝の太陽の光などの刺激が脳に伝えられ、生体の働きに影響を与えること
> 2）朝食などの体内に取り入れる食物（栄養素）の内容とそのタイミングが生体の働きに影響を与えること

「早寝・早起き・朝ごはん」の問題は、これらの要因と深く関係しているのです。実際、教育現場でのさまざまな調査によっても、朝の光の刺激（起床時間）や朝食の時間や内容が、子どもたちの成長・発達にとってきわめて重要であることが報告されています。

2 体内における血糖調節

次にこの問題の栄養生理学的背景を少し理論的に考えてみましょう。
たとえば私たち高等動物の場合、体全体の状態や働きを調節している最も中心的な臓器は脳です。ちなみに脳の臓器重量は、体全体重量の約2％ですが、必要な消費エネルギー量は、体全体の約20％です。すなわち脳では、単位重量あたりのエネルギー消費量がきわめて大きいといえます。しかも脳の消費エネルギーの98％以上が、栄養素としてブドウ糖を利用しています。そのため朝ごはんには、一定量以上のブドウ糖を含む炭水化物（糖質）が必要となります。すなわち子どもたちの脳の活動とエネルギー源のブドウ糖の間には特別の関係があり、特に脳神経系やホルモン内分泌系による体内での血糖（血液中のブドウ糖）の濃度調節が、子どもたちの日常活動とその成長にきわめて重要な役割をするこ

参照
生体内リズム
→レッスン6

とがわかっています。

体内の血糖調節がうまく働くためには、起床後の午前中に、脳が目覚め、体全体のさまざまな生理活動を調節する必要があります。そしてその前提として、まず眼の視覚（網膜）により朝の太陽の光を感じ、その情報が脳内の体内時計へ伝達される必要があります。そしてその刺激により、血糖や血圧の調節に関与する自律神経系の活性化やアドレナリンの分泌が促進されます。そのため朝食の内容として前述の脳のエネルギーに必要なブドウ糖とともに、アドレナリンの生成材料であるチロシンやフェニルアラニンなどのアミノ酸が必要となり、その原料となるたんぱく質の摂取が重要となります。

3 細胞レベルでのバイオリズム

各臓器の細胞レベルでのバイオリズムとは、細胞内の酵素やホルモンなどの生体調節物質の生合成に関与するさまざまな代謝系酵素群の活性化あるいは抑制が周期的に行われることをいいます。そのことにより個体のレベルで睡眠や覚醒のリズム、あるいは血圧・呼吸・心拍などの生理学的リズムがもたらされます。

たとえば副腎髄質から血圧や血糖値を高めるアドレナリンが分泌されますが、このホルモンの血中濃度は夜明け前から上昇し始め、昼間高く夕方頃から低下し始め、夜は低くなります。このことにより、通常の日常生活で、個体レベルで、昼間に血糖値や血圧が高く心拍数が多い状態、夜には血糖値や血圧が低く心拍数が少ない状態が保たれています。

以上のことから子どもたちが、朝には一定の時刻に起床して太陽の光を浴びて、脳に刺激を受け、そして朝ごはんとして、その日の全身活動のための脳の活性化をするために、ブドウ糖を含むご飯などの糖質とともに、アミノ酸のもととなるたんぱく質を摂取することが必要となります。さらにいえば、ブドウ糖からエネルギー合成（ATP*合成）をするときに、解糖系やTCA回路などの酵素反応系を効率的に働かせる作用をもつビタミンやミネラルなどが多く含まれる野菜や果物なども必要となります。ちなみに、最近では「朝ごはんを食べる」という生物学的行動自身（食物をかむ・咀嚼する・飲み込むなど）が、消化管内のそれぞれの臓器に存在する体内時計を刺激して、各臓器のさまざまな活動を活発化するという研究結果も示されています。

以上のことが、子どもたちの食育の重要な課題としてなぜ「早寝・早起き・朝ごはん」の問題が提起されるのかというおおまかな栄養生理学的な理由となります。

◆ 補足
体内時計
ほとんどの生物の体内の生理学的、生化学的反応は時間のリズムと連動して行われている。それを「バイオリズム」といい、バイオリズムを支配するしくみが体内時計である。特に哺乳動物の場合、中心となる体内時計として脳の視床下部にある視交叉上核という部位に存在する特別の細胞群の集まりがあり、そこから指令を受けて、それぞれの末梢の臓器もそれぞれの体内時計のしくみを働かせているといわれている。

✳ 用語解説
ATP
アデニン（塩基）、リボース（糖）と3個のリン酸からなる高エネルギーリン酸化合物。エネルギー代謝の中心的役割を果たしている。
→レッスン3

演習課題

①ヒトが「食べる」ことの生理学的意義について考えてみましょう。
②子どもの「早寝・早起き・朝ごはん」の生活習慣に大切な生命のバイオリズムを支配する2つの大きな要因を考えてみましょう。
③子どもたちの体内の血糖調節がうまく働くためには、朝食でどのような栄養素の摂取が必要か考えてみましょう。

参考文献
レッスン1
　飯倉晴武　『日本人のしきたり』　青春出版社　2003年
　厚生労働省　「保育所におけるアレルギー対応ガイドライン」　2011年
　生活たのしみ隊　『春夏秋冬を楽しむ　くらし歳時記』　成美堂出版　2013年
レッスン2
　岡井康二・岡井（東）紀代香　『食育の生物学——食性の起源と適応進化』　和泉出版　2016年

おすすめの1冊

内田美智子・佐藤剛史　『ここ——食卓から始まる生教育』　西日本新聞社　2007年
現代の食卓を通して、子どもたちの性の現実とその理由、社会や家族のあり方を見つめ直す一冊。「性」と「生」と「食」はつながっていることや、家族で食卓を囲む大切さを訴える。

■ 4ページ・保育園給食（離乳食）で食べることに関心のない乳児への対応事例

参照レッスン レッスン1　保育における子どもの食と栄養　2　「食べる」機能は経験・体験することで獲得する

家族構成：父親、母親、本児

事例の背景：Aちゃんは生後8か月から、保育園に通い始めました。入園当初は、表情が硬くあまり笑顔はみられませんでしたが、体格は普通で比較的よく動きます。保育園では乳児クラスで保育担当制をとっており、ミルク、離乳食、排泄等に関して可能な限り同じ保育士が世話をするようにしています。Aちゃんが保育園に入園した月齢（8か月）は、離乳食が始まっている時期だったので、母子通園（慣らし通園）のときに、担当保育士が、Aちゃん、母親と一緒に離乳食を食べる機会をもちました。しかし、Aちゃんは離乳食に関心を示さず、すぐにチュッチュッと口をとがらせてミルクを要求するようなしぐさをしました。家ではおかゆなど少しは離乳食を食べていましたが、その日は保育士からも母親からも食べませんでした。母親ははじめての子育てで、離乳食は日によって食べたり食べなかったりするため、ついついミルクを飲ませていたとのことでした。

インテーク

入園後、担当保育士は、なんとかAちゃんに離乳食を食べさせたいと考えました。食べることに関心をもたせようとして、離乳食を見せたり話しかけたりしました。しかし、Aちゃんは保育士と目を合わせようとせず、離乳食を見ることもしません。保育士が離乳食をスプーンで口に入れようとしても、顔をそむけて嫌がるという状況が続きました。家では少しは離乳食を食べているということでしたので、保育士はまずAちゃんにとって安心できる環境が必要なのではないかと考えました。

プランニング

担当保育士は、まずAちゃんと信頼関係を築くことから始めることにしました。一人遊びのときも、遠くからでもできるだけ目を合わせるようにし、いつも「私はAちゃんを見てるよ」というサインを送り続けました。そのようななか、保育士が立って抱っこをしたまま、荒つぶしにした離乳食（やわらかく煮たいもやにんじん、かぼちゃなど）を少量、手でつまんで口に入れると、Aちゃんはたまたま口に入った離乳食を吐き出すことなく、口をもぐもぐしたのです。しかし、いすに座らせて食べさせようとすると嫌がり、相変わらずすぐにミルクをほしがる状態が続きましたが、抱っこをして立った状態のまま、離乳食を手でつまんで口に入れたり、スプーンで少しずつ食べさせることを続けました。

保育士はAちゃんの身長や体重が標準であることから、栄養が不足しているわけではないと判断し、Aちゃんの前で同じ離乳食を食べて見せるなどして、あせらず時間をかけてAちゃんが自分から食べようとするのを待ちました。しだいに日中笑顔が見られるようになった頃、座って食べる練習を始めました。またAちゃんの1日の生活記録をみて、朝ご飯のあと、何時間空いたらよく食べるか、遅くなりすぎると眠くなって食べずに寝てしまうことなどを把握し、タイミングよく食事ができるよう心がけました。

その結果、入園後約6か月で、Aちゃんは自分でエプロンを用意し、手づかみ離乳食を食べ始めました。やがてスプーンで食べるようになったのです。もちろん失敗することも多いですが、うまくいったり失敗したりを繰り返しながら、自ら食べる楽しさを覚えていきました。食事を上手に食べることができるとうれしい気持ちになるようで、感情的にも豊かになり、午後からの遊びも積極的になってきました。

第1章　子どもの健康と食生活の意義

【保育者の気付きと理解】
＊Aちゃんに対して、無理やり離乳食を食べさせるのではなく、まず信頼関係を築くことから始めました。Aちゃんが、ちらっと見る視線を逃さないよう見守ることで、徐々にAちゃんは心を開いていきました。家庭でも母親や父親がそばにいるからこそ、子どもは安心してさまざまなことに挑戦します。保育士としてまずは信頼を得ることが何より大切だと思いました。
＊Aちゃんの体格や遊んでいるときの様子、1日の生活リズムや体調の変化など全体的に観察し、一般的な離乳の時期や進め方にとらわれず、Aちゃんの成長に合わせて次のステップへと導くようにしました。乳児の一部分を見るのではなく全体を見て、援助の方法や時期を判断することが必要だと思いました。

第2章

栄養に関する基本的知識

本章では、栄養の基礎知識、「日本人の食事摂取基準」、献立作成の手法や調理の基本について学んでいきます。
栄養素の種類や働きについて理解し、それぞれの栄養素をどれくらい食べればよいかを食事摂取基準や食品群を参考にして学習していきましょう。

レッスン3	栄養の基本的概念と栄養素の種類と機能
レッスン4	食事摂取基準と献立作成・調理の基本

レッスン3

栄養の基本的概念と栄養素の種類と機能

本レッスンでは、栄養に関する基礎知識を学習します。まずは、栄養とは何かということを学び、エネルギーが体内で生産されるしくみを理解した後で、それぞれの栄養素の種類と働きについても理解を深めましょう。

1. 子どもたちの成長と食事・栄養の意義

1 食事摂取と栄養学的意義

①体内の異化作用と同化作用

ヒトが、日常の食事により摂取する食物は、言い換えるとそのほとんどが、ヒト以外の生物起源の異物です。この生物起源の異物を体に取り込んだとき、体内でこれらの食物が消化分解され、より小さな栄養素の基本単位に変換されます（**異化作用**）。そしてこれらの栄養素を材料として、自分の体を維持させるために、新たな自分用の栄養素につくりかえて合成します（**同化作用**）。さらにこれらの栄養素から自分の生命の維持や日常生活をするのに必要な生体エネルギーを生産しています。

②食物の潜在エネルギーと生体エネルギーへの変換（特に3大栄養素の役割）

私たちの体の生命活動の維持や日常生活の諸活動に必要なエネルギーは、主に毎日の食事から供給されます。そしてこのエネルギーは、主に食品中の**3大栄養素**である炭水化物（糖質）・たんぱく質・脂質から生産・供給されます。

一般に私たちの体が必要とするエネルギーは、おおまかに**基礎代謝エネルギー**と**活動代謝エネルギー**の2つのエネルギーに分類されます。基礎代謝エネルギーは、体を動かさず、じっとしている睡眠中などにも必要なエネルギーです。ほとんどの人は自分自身では気がつきませんが、呼吸や心臓の拍動、血液循環、体温の維持などにエネルギーが必要なのです。一方、活動代謝エネルギーとは、私たちが、毎日おしゃべりをしたり、歩いたり、その他仕事や遊びなどをするときに消費するエネルギーです。

さらに体に取り込まれた食品中の栄養素と生体内で生産・消費される

さまざまなエネルギーとの関係を考えると、たとえば生体内に取り込まれた栄養素は、それぞれの組織で必要な物質を運搬したり、変換するための化学エネルギーや体温を一定に保つための熱エネルギー、体を動かすための運動エネルギーなどの多様な形態のエネルギーに変換されます。

一方、食物の栄養素は、必ずしもすべて熱エネルギーとして利用されるわけではありませんが、一般に食物のもつエネルギー生産の能力（潜在エネルギー量）は、簡便法（仮の表示法）として熱エネルギー量（熱カロリー量）として表されます。これは、食物のもつ潜在エネルギーは、熱エネルギー以外の生体に必要なさまざまなエネルギー形態にも変換し得ることを意味しています。そのため、その食物の熱エネルギー量が、ほかのさまざまなエネルギーに変換されることを示す以下の換算式が知られています。

> 1 kcal（キロカロリー：熱量の単位）= 4.18 kJ（キロジュール：さまざまな仕事量のエネルギー単位）

現在まで多くの研究者が分析した結果、食物に含まれる3大栄養素である炭水化物（糖質）・たんぱく質・脂質にそれぞれ含まれる潜在エネルギー量（熱カロリー量）として、それぞれの重量1g当たり糖質あるいはたんぱく質が約 **4 kcal**、脂質では約 **9 kcal** と計算されています。注意すべき点は、脂質の単位重量当たりの熱カロリー量が、他の糖質・たんぱく質に比べて2倍以上大きいことです。

2 生体エネルギーの生産とATPの役割

食事から摂取した栄養素から生体エネルギーを生産し、そして消費するときに、注意すべきことがあります。それは、すでに述べた食物由来の栄養素の潜在エネルギーから生体内のさまざまなエネルギーへ変換される場合に、**ATP（アデノシン三リン酸）** とよばれる特別の化合物を介して伝えられます。言い換えると3大栄養素である糖質・たんぱく質・脂質は、直接生体エネルギーに変換されるのではなく、このATPというお金のような役割をする物質をまずつくって貯蓄しておき、そしてこのATPを利用して、生体内のさまざまな形態のエネルギーを生み出すのです。すなわち食物摂取により私たちに必要な生体エネルギーを体内で生産するということは、生体内でATPという特別の化学物質を生産することとほぼ同じことを指しています（図表3-1、図表3-2）。

> **補足**
> **ATPが生体エネルギーを生み出すメカニズム**
> 生体内でATPがADP（アデノシン二リン酸）とリン酸に分解されるときにその化学結合エネルギーが放出される。この放出される化学エネルギーが、体内のさまざまな反応や働きをするためのエネルギーに変換される。

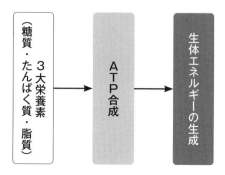

図表3-1 3大栄養素から生体エネルギーが生成されるしくみ

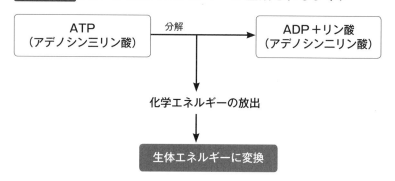

図表3-2 ATPから生体エネルギーが生成されるしくみ

3 乳幼児の栄養摂取の特徴

　乳幼児の食事・栄養摂取については、成人や高齢者などと比べて、質的あるいは量的に異なる特徴をもっています。最も大きい特徴は、この時期の子どもたちは、心身ともに急激に発育・成長することです。このため、この時期に必要とする栄養素については、質的にも他の時期と比べて特別の配慮が必要となります。またこの乳幼児の時期は、まだ体の働き（食物の咀嚼能力や消化分解能力など）が未発達のため、食事の際に提供する食材の種類やその調理形態、また食事提供のタイミングなどのきめ細かい配慮・工夫が必要です。さらにこの時期は、「三つ子の魂百まで」ということわざのように、将来の食習慣や食の嗜好などのさまざまな生活習慣を規定する基盤となるので、いわゆる「食育」の視点からも注意深い配慮が望まれます。

　ちなみに子どもたちが日常生活を送るうえで必要な食事由来の熱カロリー量の目安が、厚生労働省の「日本人の食事摂取基準（2015年版）」で示されています。ただし1日当たりの熱カロリー量の基準値は、一応の目安の基準と考えるべきで、もしかなり激しい運動が続くような生活

をする場合などでは、この値よりも多い熱カロリー量を目安として食事を用意するべきです。

　一方、乳幼児は日常生活での食事摂取の基準となる必要な総エネルギー量は、成人に比べて少ないですが、急激に発育・成長する時期であるため、たとえば乳幼児1日の単位体重当たりのたんぱく質合成量は、乳児の時期は成人の3倍以上、幼児の時期は2倍以上とする研究結果があります。

　ただしこの基準値は、最低の平均必要量と理解すべきで、実際のさまざまな生活条件から判断して、さらにたんぱく質が必要な場合は、これ以上の摂取量が望まれます。またこのたんぱく質の摂取については、基準摂取量の配慮とともに、乳幼児期は、まだその消化分解・吸収システムが不十分なので、たんぱく質が容易に消化分解されて十分吸収されるように、食事をつくるときに、適切な食材の選択と調理の工夫などが重要となります。

参照
乳幼児の推定エネルギー必要量 →巻末資料
乳幼児のたんぱく質の推奨量 →巻末資料

4　3大栄養素と体温（熱産生）の維持——たんぱく質の重要性

　ここで実際の体温の変化に影響を与える3大栄養素の熱産生能力について考えてみましょう。一般的に食事後、約30分から1時間にかけてかなり体温が上がり、その後、徐々に体温がゆっくり低下してもとの体温に戻ります。この食事の体温上昇効果に関連して、3大栄養素のなかで、最も早く効率的に熱エネルギーに変える（早く体温を上昇させる）栄養素は**たんぱく質**です。

　たんぱく質は自分のもつ熱カロリー量の約30％が熱エネルギーに変化します。言い換えるとたんぱく質は他の栄養素に比べて、体を温める働きが強いといえます。これに対して脂質や糖質は、たんぱく質に比べて生体内での熱エネルギー生産の力が弱く、自分のもつ潜在熱カロリー量のそれぞれ最大約6％（脂質）と約4％（糖質）しか熱エネルギーに変換されません。

　たとえば寒い冬の屋外の行事で、よく提供される豚汁などは、短時間で体温を効率的に上昇させることができるので、合理的な料理といえます。このたんぱく質の熱生産の特性を考えると、子どもたちの体温を一定上昇させて、活発な生活リズムを保つためには、子どもたちの食事摂取において十分なたんぱく質の提供が確保されなくてはならないことを示しています。

5 主食のご飯（でんぷん）とブドウ糖の栄養学的意義

私たち日本人は、通常ご飯（でんぷんを含む）を主食にしていますが、なぜでんぷんなどの炭水化物（糖質）が食事摂取エネルギーのなかで最も多い割合になるかといえば、一つの大きな理由は、生体内のエネルギー代謝のなかで糖質中のブドウ糖が生体エネルギー生産（ATP合成）の中心を担う基本物質であるためです。すなわち食品中の糖質由来の中心的な栄養素となるでんぷんは、ブドウ糖が数珠玉のようにつながった重合体（ポリマー）として存在しており、主にイネやムギやイモ類などの食用植物の**貯蔵多糖**[*]として私たちに供給されます。でんぷんが私たちの体に摂取されると、アミラーゼやマルターゼなどの消化分解酵素により分解されて、たくさんのブドウ糖が生成されます。このブドウ糖が生体エネルギー生産（ATP合成）の中心を担うので、食事中の炭水化物（糖質）の摂取の割合を多くするのです。これが、私たち日本人が、通常ご飯（でんぷん）を主食にしている理由です。

食品中の3大栄養素を摂取する際に、平均的な日本人の望ましい食事内容の一つの基準として、食事中の炭水化物（糖質）の割合が総エネルギー量の約60%で、たんぱく質が約15～20%、脂質が約20～25%の比率が推奨されています。ちなみに乳幼児の場合は炭水化物の割合を少し下げて総エネルギー量の約50%ぐらいが、推奨されています。相対的にたんぱく質・脂質の摂取量の割合は少し多くなります。

①ブドウ糖からのエネルギー生産（ATP合成）のしくみとたんぱく質・脂質の相互関係

生体エネルギーの生産（ATPの合成）の方法について、その基本物質であるブドウ糖を例にして簡単に説明します。まず生体内の細胞でブドウ糖が解糖系やTCA回路（クエン酸回路）、電子伝達系を介してたくさんのATPに合成されます（図表3-3）。

ちなみに糖質以外のエネルギー源となるたんぱく質や脂質は、消化分解されて代謝される途上で、すでに述べたブドウ糖からの解糖系やTCA回路や電子伝達系の代謝系にさまざまなやり方で合流していき、結局、エネルギー源となるATPを合成します。たとえばたんぱく質は、消化分解酵素によりそれぞれのアミノ酸に消化分解された後、あるアミノ酸のグループは**糖新生**[*]という方法を利用して解糖系やTCA回路の途中から入っていき、ATPを合成します。また別のアミノ酸のグループは**ケトン体**[*]という特別の化合物をつくり、TCA回路や電子伝達系に入っていくことにより、ATPを合成します。

また脂質の大部分である中性脂肪（トリグリセリド）は、リパーゼと

※ 用語解説

貯蔵多糖
植物は光合成の働きにより空気中の二酸化炭素と吸収した水から糖を合成するが、それをでんぷんなどの多糖としてそれぞれの植物内に貯蔵することをいう。

参照
解糖系、TCA回路
→レッスン2

※ 用語解説

糖新生
生体内でブドウ糖が欠乏すると、特別のアミノ酸が通常の解糖系などの反応と逆の反応をすることによりブドウ糖を合成する反応を指す。特に肝臓などでは糖新生の反応が活発である。

ケトン体
生体内でブドウ糖が欠乏すると特別のアミノ酸や脂肪酸からケトン体（アセト酢酸・βヒドロキシ酪酸など）に肝臓などで合成され、それらが脳や筋肉などのエネルギー生産に利用される。

図表 3-3 細胞内でブドウ糖からATPが合成されるしくみ

ブドウ糖（$C_6H_{12}O_6$）1分子から
　↓
①解糖系（細胞質に存在）→ ATP 2分子合成
　↓
②TCA回路（クエン酸回路）＋電子伝達系 → ATP 36個合成
　　　　（ミトコンドリアに存在）

いう消化酵素によりグリセリンと脂肪酸に消化分解されます。そしてグリセリンは、解糖系やTCA回路に入っていきATPを合成します。また脂肪酸はβ（ベータ）酸化という特別の酵素反応系を経たのちにTCA回路や電子伝達系に入っていき、結局大量のATPを合成します。

このように、3大栄養素によるエネルギーの生産は、糖質由来のブドウ糖を基本的な材料としてATPを合成し、さらにたんぱく質由来のアミノ酸や脂質由来の脂肪酸やグリセリンが、補助的にATPを合成することによって行われています。そしてこれらの多くのATPを利用してさまざまな形態の生体エネルギーが消費されています。

②**血糖調節と糖代謝**

すでに述べたようにブドウ糖が生体エネルギー生産の基本物質なので、生体内でのブドウ糖の生産と消費の状態が、体全体のエネルギー生産とその消費に大きな影響を与えます。そのため全身をめぐる血液中のブドウ糖の濃度が、生体内のブドウ糖の消費とエネルギー生産の状態を知るきわめて重要な指標（目安）となります。一般に血液中のブドウ糖を「**血糖**」とよびますが、この生体内のブドウ糖の消費とエネルギー生産がうまくいかないと、血糖濃度の調節がうまくいかなくなります。ブドウ糖が効率よく組織の細胞に取り込まれて、ブドウ糖の消費とエネルギー生産がうまくコントロールされていると、血糖濃度の値は一定のレベルで安定していますが、ブドウ糖の消費とエネルギー生産などがうまくいかないと、結果的に血糖値が増加して尿中にも余分なブドウ糖が排出されます。これが**糖尿病**です。

この血糖値の調節には、主に3個のホルモンが関与しています。最も重要なホルモンとして膵臓（すいぞう）ランゲルハンス島のβ細胞から分泌される**インスリン**があります。インスリンには、血液中のブドウ糖を効率よく組織の細胞に取り込み、ブドウ糖の消費とエネルギー生産を促進するという働きがあります。またインスリンは、血液中の余分なブドウ糖をグリコーゲンとして筋肉と肝臓に貯蔵してくれます。その結果、血糖値の抑制が行われます。一方、逆に血液中のブドウ糖が不足すると膵臓ランゲ

補足

脂肪酸のβ酸化
脂肪酸は炭素が順につながった構造をしているが、酸化反応により、炭素が2個ずつ脂肪酸分子の端から順に分解されていく。その炭素2個が材料となり、TCA回路、電子伝達系などを介してATPを合成する。

図表3-4 ホルモンによる血糖調節

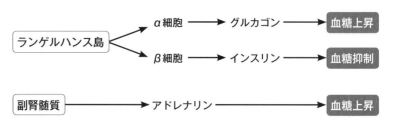

ルハンス島のα（アルファ）細胞から分泌されるホルモンのグルカゴンや副腎髄質から分泌されるホルモンのアドレナリンが働いて、筋肉や肝臓に貯蔵されているグリコーゲンからブドウ糖の切り出しを行い、ブドウ糖を血液中へ放出して血糖値を高めます（図表3-4）。これらのホルモンによる血糖調節と各臓器の細胞でのブドウ糖の生産と消費（糖代謝）がうまくコントロールされて、日常の健康な生活が保障されています。

2．3大栄養素と5大栄養素について

私たちの生存の維持と日常生活に必要なエネルギーのほとんどは、食品由来の **3大栄養素** である①糖質、②たんぱく質、③脂質からもたらされます。そしてこれらの3大栄養素を材料として、体内で物質代謝という一連の酵素反応が働いて、私たちに必要な生体エネルギーの源となるATPを生産しています。そしてこのエネルギー生産のための一連の酵素反応に必要な他の栄養素として、④ビタミンや⑤ミネラル（無機イオン）が働いています。以上に述べた①糖質、②たんぱく質、③脂質、④ビタミン、⑤ミネラルを **5大栄養素** とよんでいます。以下にこれらの5大栄養素のそれぞれの特徴を説明します。

1 炭水化物（糖質）について

もともと植物の光合成活動によって、水（H_2O）と二酸化炭素（CO_2）を原料として、太陽エネルギーを利用してつくられる炭素（C）と水素（H）と酸素（O）で構成される栄養素です。

おおまかに分類すると、主に生体エネルギーに変換される役割をもつ砂糖やでんぷんなどの糖質のグループと、生体エネルギーに変換されないが、健康の維持・改善に重要な役割をする食物繊維などの糖質のグループに分かれます。

◆補足
炭水化物の表記
炭素と水から構成される栄養素として$C_n(H_2O)_m$と化学的に表される場合もある。

①糖質の分類（化学構造やその生理作用による分類）

単糖……多くの糖質の基本的な構成単位となる糖の仲間で、代表的な例として炭素原子を6つ含むブドウ糖・果糖・ガラクトースなどの6炭糖、また炭素原子を5つ含むリボースやキシロースなどの5炭糖が知られています。

2糖類……単糖を2つ含む糖類の仲間で、代表的なものとして①ショ糖（砂糖、またはサッカロース：ブドウ糖と果糖を含む）、②乳糖（ラクトース：ブドウ糖とガラクトースを含む）、③麦芽糖（マルトース：ブドウ糖を2つ含む）などが知られています。

オリゴ糖……単糖を数個以上含む糖類の仲間で、消化管の善玉腸内細菌の増殖を促進するフラクトオリゴ糖やガラクトオリゴ糖が、よく知られています。

多糖類……エネルギーに変換されるでんぷんやグリコーゲンなどのグループとエネルギーに変換されないが、健康の維持・改善に必要な食物繊維のグループに分類されます。

②エネルギー生産に関与する多糖類

　単糖がたくさんつながって高分子化した多糖類の仲間として、たとえばブドウ糖がたくさんつながると、植物ではでんぷんとなります（イネや小麦やイモ類に大量に存在する）。哺乳動物などでは、筋肉や肝臓でグリコーゲンとしてブドウ糖が貯蔵されます。これらの多糖は、体内でアミラーゼやマルターゼなどの消化分解酵素により多量のブドウ糖に分解され、エネルギー生産に利用されます。

③健康の維持・改善に役立つ多糖類（食物繊維）

　エネルギー生産に利用されない多糖類である食物繊維は、主な生理作用として体の健康状態を良好に保つため、病気の予防や改善をする役割を果たします。もともとヒトの体内には、食物繊維を消化分解する酵素が存在しないので、直接、生体エネルギーへの変換はできません。ところが、私たちの消化管に住みついた腸内細菌のなかで、食物繊維を効率的に消化分解して、間接的にエネルギー生産を助け、健康維持・改善のために有用生理活性物質を生産する善玉腸内細菌が存在します。このように直接エネルギーに変換されない食物繊維は、その代わりに私たちの体の健康状態を良好に保つ役割を果たします。

　現在までに知られている食物繊維の優れた働きとして、次のようなものがあります。

> ①発がん物質や環境ホルモンや重金属などのさまざまな毒性物質を吸着して体外へ排泄する。
> ②生体内にブドウ糖などの糖質を取り込んだときに、血液中の糖の急激な上昇を抑制して糖尿病などの予防をする。
> ③マクロファージやリンパ球などの免疫細胞の適度な活性化を促し、細菌やウイルスの感染・発症を防御する。
> ④善玉腸内細菌に利用されて有用生理活性物質が生産され、整腸効果などを示す。
> ⑤コレステロールを吸着して排出する働きにより血中のコレステロール低下作用がある。

食物繊維は、おおまかに**不溶性食物繊維**と**水溶性食物繊維**に分類されます。不溶性食物繊維は、非常に硬い頑丈な構造をもつ多糖類で、穀類の外皮などに多く含まれます。代表的なものとしてリグニン・セルロース・ヘミセルロースなどがあります。すでに述べたように食物繊維は、腸内細菌のえさとして有効利用されますが、不溶性食物繊維の一部は、硬い構造のため刺激が強すぎて消化管を傷める場合があるので取り過ぎには、注意が必要です。水溶性食物繊維は、健康のために最も推奨される食物繊維で、代表的なものとしてペクチン（柑橘類やリンゴの果皮など）、ガラクトマンナン（こんにゃくイモ）、アルギン酸・フコイダン（海藻類）などがあります。

2 たんぱく質・アミノ酸について

食品由来のたんぱく質は、体内で消化分解されてアミノ酸となり、これを材料として、自分用のたんぱく質を合成します。また一部のアミノ酸は生体エネルギーの生産にも利用されます。

このたんぱく質を構成しているアミノ酸は通常20種類あり、それぞれの個性をもち、多様な働きを示します。この20種類のアミノ酸のなかで、特に摂取不足で欠乏すると健康維持や成長に大きな影響を与えるアミノ酸は「**必須アミノ酸**」とよばれ、メチオニン、フェニルアラニン、リジン、ヒスチジン、バリン、スレオニン、トリプトファン、ロイシン、イソロイシン、アルギニンの10種類が含まれます。ただし以上の必須アミノ酸は、乳幼児の場合のもので、成人の場合は、アルギニンが体内で一定量合成されるので、上記のアミノ酸からアルギニンを除いた9種類が成人の必須アミノ酸となります。

①たんぱく質の消化分解システム

　たんぱく質は基本的構成成分としてアミノ酸からできていますが、たんぱく質が体内に摂取されると、生体内の消化分解酵素システムによって最終的にバラバラにされて**遊離アミノ酸**となります。これらの遊離アミノ酸は小腸上皮粘膜から吸収されて血管系に導入され、全身の組織へ運ばれ、さらにそれぞれの各組織で新たなたんぱく質合成やエネルギー生産に利用されます。

②アミノ酸の働きについて

a）アミノ酸による緩衝作用

　アミノ酸はその分子構造の特徴として、塩基性（アルカリ性）を示すアミノ基と、酸性を示すカルボキシル基を有します。そのため血液などに存在するさまざまなアミノ酸は、上記の両性電解質の性質が働き、血液のpHを一定に保つこと（通常pH 7.3〜7.4）に貢献しています。これをアミノ酸による緩衝作用とよびます。

b）アミノ酸の生理作用

　アミノ酸自身あるいはアミノ酸の代謝産物が、有用生理活性物質としてさまざまな生理作用を示します。たとえば、グルタミンは、アミノ酸のなかで血液中に最も多いアミノ酸で、小腸などの消化器官の障害保護作用を示します。同様にロイシン・バリン・イソロイシンなどのいわゆる分岐鎖アミノ酸は、肝臓の保護作用が強く、肝炎・肝硬変・肝がんなどの患者への栄養輸液として利用されています。また塩基性アミノ酸のアルギニンは、血管でNO（一酸化窒素）に代謝され、血管のリラックス・血圧の低下に貢献しています。

c）骨組織や筋肉組織への働き

　ふだんの生活に必要な活動能力を左右する骨組織や筋肉組織についても、アミノ酸が役立ちます。アミノ酸が不足すると、コラーゲンやオステオカルシンなどの骨たんぱく質の合成の低下が起こり、骨粗鬆症・骨折などのリスクが高まります。またミオシンやアクチンなどの筋肉たんぱく質の生成が不十分となり、活動能力に影響を与えます。

d）免疫細胞の働きを高める

　さらにアミノ酸はマクロファージやリンパ球などの免疫細胞の働きを高め、病原菌などの感染・発症に対する生体防御力を高めます。またすでに述べたように、たんぱく質やアミノ酸が、糖質や脂質に比べて体温を上昇させ体を温める働きが強いので、いわゆる体の冷え性を防ぎ、免疫細胞の働きを高めることも重要です。

✦ 補足

消化分解のしくみ
食品中のたんぱく質が私たちの体に摂取されると、まず胃でペプシンという特別のたんぱく分解酵素がたんぱく質を適度に消化分解して、さまざまなペプチド（アミノ酸がいくつかつながったもの）ができるが、次に小腸でこのペプチドが、膵液由来のたんぱく分解酵素であるトリプシンやキモトリプシンで、さらに小さなペプチドに消化分解される。さらにこれらのペプチドが小腸から分泌された多様なペプチダーゼ（ペプチドを消化分解する酵素）によりさまざまな遊離アミノ酸に分解される。

血清アルブミンの働き
血液中のたんぱく質として最も含量の多い血清アルブミンもアミノ酸と同様の両性電解質の性質をもち、血液のpHを一定に保つことに貢献するとともに、血液の浸透圧の維持に役立っている。

アミノ酸の生理作用
たとえば必須アミノ酸のトリプトファンは、メラトニンやセロトニンなどの心の安定・安らぎや睡眠に関与するホルモンの生成材料であり、グルタミン酸はそれ自身が精神活動を活発にさせる働きがあり、強力な抗酸化物質のグルタチオンや、脳の疲労回復・安定化に関係するGABA（γアミノ酪酸）の生成材料でもある。フェニルアラニンやチロシンは、脳神経系の精神活動（記憶など）に必要なドーパミンの生成材料となり、さらにさまざまな生体調節に重要な働きをするホルモンのアドレナリンやノルアドレナリンが生成される。

③アミノ酸から生成されるアンモニアの毒性軽減

たんぱく質が体内に摂取されて、その後、消化分解システムにより大量のアミノ酸が生成されると、生成されたアミノ酸の代謝産物として、**アンモニア（NH_3）** が大量に生成されます。アンモニアはきわめて強い細胞毒性を有するので、血液中にアンモニアが増加すると、アンモニア血症となり、脳などの臓器に障害が現れ、生命を失う場合があります。そのため生体防御システムとして、主に肝臓で**尿素回路**（オルニチン回路）という代謝システムにより、アンモニアが、毒性の少ない尿素に変換されます。そして尿素は腎臓などの排出システムを利用して尿として体外に排出されます。

3　脂質について

脂質は、一般に私たちが、油（あぶら）と言っている栄養素の仲間です。私たちの体のなかの脂質の役割として、たとえば体の各所にある皮下脂肪では、脂質としてエネルギーを貯蔵したり、クッションのような役割で内臓を守るなどの働きがあります。さらに体温の放出を防ぎ、体温を一定に保つ働きがあります。またいくつかの脂質は代謝され、ステロイドホルモンやビタミンDやエイコサノイド（EPAやDHAなど）の特別の生理作用を示す物質が合成されます。また逆に悪い生活習慣としてオーバーカロリーや運動不足が続くと、「**内臓脂肪**」とよばれる特別の形態の脂肪が体内に蓄積され、**メタボリックシンドローム***や**生活習慣病***などのさまざまな病気の原因となります。

脂質の仲間を化学構造からおおまかに分類すると、a) 中性脂肪、b) 脂肪酸、c) コレステロールの3つのグループに分かれます。

a) **中性脂肪（トリグリセリド）**……私たちの体のなかの脂質含量の90％以上の割合を占め、主に生体内の脂肪組織などで貯蔵されているが、一部は後述するリポたんぱく質の一部となって血液・リンパ液中で移動している。また運動などをすると、生体内の代謝分解システムで、脂質分解酵素のリパーゼの働きにより中性脂肪は、グリセリンと脂肪酸に分解される。そしてそのグリセリンと脂肪酸の両方がそれぞれ代謝されて、解糖系やTCA回路や電子伝達系などによりATP合成に利用され、さまざまな生体エネルギーに変換される。

b) **脂肪酸**……炭素（C）と水素（H）と酸素（O）で構成されるが、その基本的化学構造として、炭素原子と炭素原子の間で2重結合を含まない**飽和脂肪酸**と炭素原子間の2重結合を含む**不飽和脂肪酸**に分類される。この化学構造から飽和脂肪酸は硬く安定した性質をもち、抗酸化活性を

---

* **用語解説**

メタボリックシンドローム
ヒトの生体内の代謝のなかで特に脂質の代謝異常が原因で起こる病気をひとまとまりにした病気の考え方。たとえば、糖尿病、高血圧、動脈硬化などが代表的な病気とされる。

生活習慣病
食事や運動などの生活習慣（ライフスタイル）が原因で起こる病気をひとまとまりにした病気の考え方。代表的なものとしてがんがある。メタボリックシンドロームの代表的な病気と重なる場合がある。

参照
解糖系
→レッスン2

TCA回路
→レッスン2

図表 3-5　コレステロールの構造式

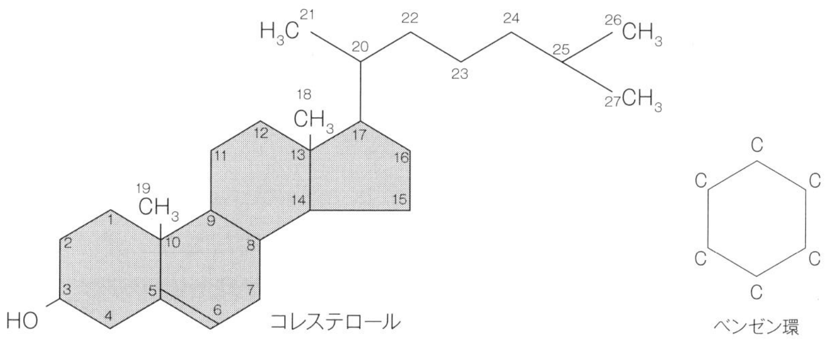

注：コレステロールは、6個の炭素原子からなる正6角形の構造をしているベンゼン環3つと、5角形1つという骨格構造をもつ（6+6+6+5構造ともいう）。

示さない。代表的な飽和脂肪酸として牛肉や豚肉などに多く含まれるパルミチン酸やステアリン酸が知られている。不飽和脂肪酸は一般に植物油や魚油に多く含まれ、流動性に富むやわらかい構造となり、抗酸化活性を示す。代表的な不飽和脂肪酸として、リノール酸やαリノレン酸やEPA（エイコサペンタエン酸）やDHA（ドコサヘキサエン酸）などが知られている。特にEPAやDHAは、さんま、いわし、まぐろなどの魚に多く含まれ、抗酸化作用がきわめて強く、生活習慣病やアレルギー疾患の予防や改善に利用される不飽和脂肪酸である。

c) **コレステロール**……その化学構造として3つのベンゼン環を含み、安定した硬い構造をもつ（図表3-5）。またコレステロールは、代謝されて男性ホルモンのテストステロンや女性ホルモンのエストロゲンや免疫抑制ホルモンのコルチゾールなどのいわゆるステロイドホルモンとなる。さらにコレステロールは代謝されて、骨形成を促進するビタミンDに変換される。また、コレステロールは神経細胞と神経細胞をつなぐ神経繊維の構成成分の材料となるので脳神経系の働きにとって重要な成分である。そのためコレステロールの欠乏は、認知症やうつ病の発症率を高める。さらにコレステロールは、各組織の細胞にとって重要な働きをする細胞膜に一定存在することによって、細胞膜の安定化に貢献している。このためコレステロールの含量が低下すると、さまざまな細胞が脆弱となる。たとえば、コレステロールが少なすぎると血管の構造が脆弱となり、脳出血などのリスクが高まる。またコレステロールは少なすぎるとがんの発症率を高め、逆に多すぎると動脈硬化などのメタボリックシンドロームのリスクを高める。すなわちコレステロールの生体内含量は、多すぎても、少なすぎてもよくないのである。

その他、不飽和脂肪酸のリノール酸（液体の状態）などに水素添加処理をして固体化した人工の脂肪酸で、硬化油ともいわれる**トランス脂肪酸**があります。マーガリンやショートニングなどに多く含まれています。摂取しすぎると、メタボリックシンドローム（動脈硬化や糖尿病など）やアレルギー反応を高める作用があることが判明したので、最近、アメリカやヨーロッパでは食品生産や調理の分野で使用規制の動きが広がっています。

4　ビタミンの種類と働き

20世紀の初期に、それまでの研究により明らかにされていた糖質、たんぱく質、脂質の3大栄養素の働きとは異なり、きわめて微量の存在で、生体の健康状態を調節する特別の栄養素のグループとして**ビタミン**の概念が確立されました。

現在では、ビタミンは、親水性の**水溶性ビタミン**（ビタミンB群やビタミンCなど）と親油性の**脂溶性ビタミン**（ビタミンA、D、E、Kなど）に分類されます。水溶性ビタミンは主に野菜や果物などに比較的多く含まれますが、煮物料理などを行うと食材から溶け出しやすいという特徴があります。脂溶性ビタミンは、煮物料理などでは溶け出しにくく、油炒めや揚げもの料理にして摂取すると、生体内へ効率的に取り込まれます。ただし脂溶性ビタミンを過剰に摂取すると、肝臓や脂肪組織、皮膚などに貯留し、さまざまな過剰症を示す場合があるので注意しなければなりません。これに対して水溶性ビタミンは過剰に摂取した分は、特別の場合を除いて尿として体外へ排出されるため、比較的過剰症は少ないとされています。

①水溶性ビタミンの種類と働き

a）**ビタミンB_1（チアミン）**……もともと自律神経失調症である「脚気（かっけ）」の原因・欠乏因子として発見された。また関連した脳神経系の疾患として、記憶障害や言語障害を起こすウェルニッケ・コルサコフ症候群の原因となる。また関連化合物のチアミン2リン酸（TDP）は、生体エネルギーの生産に関係する解糖系やTCA回路などのATP合成に関わる酵素反応の補酵素の一つとして重要な役割を果たしている。

b）**ビタミンB_2（リボフラビン）**……皮膚などの上皮組織の成熟・分化に関与するとともに、その関連化合物のFAD（フラビン・アデニン・ジヌクレオチド）は、生体エネルギーの生産に関与するTCA回路・電子伝達系の酵素反応の補酵素として働く。

c）**ナイアシン（ニコチン酸）**……皮膚組織の働きや自律神経系などの

調節に関与するといわれる。またアメリカの低所得層が多く住む一部の地域で蔓延した病気で、ほぼ全身の皮膚組織で炎症反応などが認められるペラグラ病の欠乏因子としても知られている。またその関連化合物のNAD（ニコチンアミド・アデニン・ジヌクレオチド）は、生体エネルギーの生産に関係するTCA回路・電子伝達系の酵素反応の補酵素として働く。

d）**ビタミンB_6（ピリドキシン）**……上皮組織の働きや自律神経系などの調節に関与するといわれる。その関連化合物のPALP（ピリドキサール・リン酸）はアミノ酸代謝（**アミノ基転移反応***）に関与する酵素反応の補酵素として働く。

e）**ビタミンB_{12}（コバラミン）**……主に**核酸***合成、アミノ酸代謝などに関与する。特に自律神経系などの調節・保護に関与し、神経痛などの治療薬として利用される。また赤血球の成熟・分化にも関与しており、貧血の治療薬としても利用される。

f）**葉酸（プテロイル・グルタミン酸）**……生体内で活性型のテトラヒドロ葉酸に変換される。葉酸は赤血球の成熟・分化に関与しており、貧血の治療薬としても利用される。また胎児の初期分化の時期に脊椎などの分化に必要な因子であり、特に妊娠期の女性にとって重要なビタミンである。

g）**ビタミンC（アスコルビン酸）**……野菜や果実に多く含まれるが、重要な生理作用として、生体内のコラーゲンの生成を促進する。そのためビタミンCが欠乏すると、血管を支えるコラーゲン繊維が脆弱となり、血管からの出血が全身で起こる「壊血病」となる。またビタミンCは、抗酸化作用やラジカル（活性酸素）消去作用が強い。このため細胞に障害を示す過酸化脂質の生成などに対して抑制作用を示す。また飲料水や野菜などの摂取による発がん物質のニトロソアミン類の生成を抑制し、紫外線による皮膚の日焼けの原因となるチロシナーゼによるメラニン形成を抑制する。さらに食品の酸化による劣化に対する酸化防止剤としてもしばしば利用される。

②**脂溶性ビタミンの種類と働き**

a）**ビタミンA（レチノール）**……主な働きの一つとして視覚に関与する網膜の機能に関与しており、欠乏すると「夜盲症（とり眼）」などになる。またさまざまな上皮細胞の分化・成熟・機能発現に関与しており、欠乏すると角膜乾燥症や気管上皮・肺胞上皮の障害により細菌・ウイルスによる感染症の悪化が起こる。また遺伝子障害の保護効果などによる発がん抑制予防効果がある。実際には、野菜や果実に存在するビタミン

＊用語解説

アミノ基転移反応
それぞれのアミノ酸などがお互いにアミノ基（$-NH_2$）を交換する反応のことをいう。

核酸
もともとは細胞の核内にある酸性物質の意味。代表的なものとして遺伝子のDNA（デオキシリボ核酸）、DNAをもとにして合成されるRNA（リボ核酸）などがある。

Aの前駆体（プロビタミン）であるβカロチンなどが、体内に入り代謝変換されて、ビタミンAとなる。また食用動物の肝臓などに貯蔵されているビタミンAが、直接体内に取り込まれる場合もある。ただしビタミンAの過剰摂取は、肝臓障害、あるいは胎児の正常な初期分化に影響を与える奇形障害の可能性に注意しなくてはならない。

b）**ビタミンD**……植物性食品に含まれるエルゴステロール由来のビタミンD_2と動物性食品に含まれるデヒドロコレステロール由来のビタミンD_3が存在する。このビタミンD_2とビタミンD_3の生成は、皮膚組織などで紫外線作用により促進される。またビタミンD_3は、肝臓と腎臓の特別の酵素反応により非常に生理作用の強い活性型ビタミンD_3となる。活性型ビタミンD_3は、小腸粘膜からカルシウムの取り込みを強く促進し、骨組織において骨芽細胞を活性化して、骨組織へのカルシウムやリン酸の取り込みを促進して骨組織を強化する。

c）**ビタミンE**……複数の**同族体***があるが、そのなかでαトコフェロールが最も強い生理作用を示す。その第一の生理作用は抗酸化作用やラジカル消去作用であるが、なかでも脂質の酸化を抑制する作用が強く、そのため過酸化脂質の生成などによる細胞膜の酸化障害に対して強い抑制作用を示し、結局、血管系の病気（動脈硬化など）を抑制する。またビタミンCが共存するとビタミンEの抗酸化作用がさらに強化されることが知られている。

d）**ビタミンK**……主に野菜や果物などに含まれるビタミンK_1（フィロキノン）と腸内細菌や納豆菌などから生産されるビタミンK_2（メナキノン）が存在する。これらのビタミンKは、血液凝固因子の一つであるプロトロンビンを肝臓で合成する際の必須因子であり、血液凝固を促進する働きがある。さらに骨組織を構成するカルシウム結合たんぱく質（オステオカルシン）の合成を促進するので、いわゆる貯骨作用を示す。

5　ミネラル（無機イオン）の種類と働き

　ミネラルとはもともと「鉱物」を意味する言葉で、特に20世紀に入り、ヒトをはじめ生体内の役割に関する研究が進展して、3大栄養素（糖質・たんぱく質・脂質）以外の①生体を構成する成分、②生体機能を調節する成分として特別の金属元素の仲間として重要な生体成分の一つと考えられるようになりました。生体内の炭素（C）、水素（H）、酸素（O）、窒素（N）などでつくられる生体有機物質と区別されて、無機物質や無機イオンとよばれる場合があります。ちなみに生体の微量調節物質のビタミンは有機物質で、ミネラルは無機物質となります。

* **用語解説**
同族体
構造がきわめてよく似た化合物のひとまとまりをいう。トコフェロール族の同族体として、α、β、γ、δの4種のトコフェロールがある。

a) **カルシウム（Ca）**……カルシウムを多く含む食品としてミルク・乳製品・海藻・大豆・小松菜などがあげられる。カルシウムは人体中に最も多く存在するミネラルで、その大部分は、歯や骨組織の硬いエナメル質に存在する。そのため新生児・乳幼児がカルシウムを十分摂取できない場合は、骨形成不全（くる病など）となる可能性がある。その他の生体内の微量のカルシウムが、筋肉の収縮反応、神経伝達、血液凝固反応などの必須因子として働く。近年、生体内へのカルシウムの吸収には従来のビタミンDなどの働きのほかに、ミルクなどに含まれるカゼインフォスフォペプチド（CPP）などの役割が注目されている。

b) **リン（P）**……歯や骨組織でカルシウムとともに存在してハイドロキシアパタイト（セメントのようなもの）を形成する。市販食品の添加物にリン酸塩として入っている場合がかなりあり、摂取しすぎるとカルシウムの吸収を阻害して骨形成に影響を与えることに注意する。

c) **マグネシウム（Mg）**……緑黄色野菜・雑穀類・海藻などに多く含まれる。生体内で最も多く存在している臓器は骨組織で（約60％）、筋肉にも一定存在している（約20％）。生理的な働きとしては、生体内の数百種類以上の酵素反応の調節因子として関与している。典型的な欠乏症状として脳神経系・自律神経系の不調や循環器系障害が認められる。

d) **ナトリウム（Na）**……血液の浸透圧やpHの調節あるいは神経伝達などに重要な働きをしている。体内のほとんどのNaイオンは、食事などで摂取する食塩から供給される。体温の上昇による発汗により一定のNaイオンが排出されるので、高温の夏期にはNaイオンの供給が必要となる。しかし過度のNaイオンの摂取は、高血圧の原因となるので注意が必要である。また舌などの塩味を感じる味覚細胞には、Naイオンを感じる特別のしくみがあり、日常の食事中のNaイオン濃度をうまくコントロールすることにより塩分の摂取量を低下させることができる。

e) **カリウム（K）**……野菜や果物に多く存在する。相対的に細胞外液や血液では少なく、細胞内液に多い。水分保持、浸透圧維持、神経伝達、筋肉収縮などの調節に働いている。Naイオンに対して抑制的に働くので高血圧の予防・改善に役立つ。

f) **鉄（Fe）**……食肉（赤身）、レバー、貝類、海藻、雑穀類などに多く含まれる。子どもや成人男性に比べて成人女性では必要摂取量が多く、特に妊娠期や授乳期の女性は、さらに多く摂取することが望ましい。欠乏すると、貧血、頭痛、動悸などの症状が起こる。鉄イオンは、生体内では、酸素の運搬に関与するヘモグロビン（赤血球）、ミオグロビン（筋肉）などのたんぱく質と結合したヘム鉄として働く。また呼吸や酸化還

元反応に関係したチトクロム系酵素やパーオキシダーゼやカタラーゼなどの酵素の構成成分として働く。また感染防御などに関係する鉄イオン運搬たんぱく質のトランスフェリンや鉄イオン貯蔵たんぱく質のフェリチンに結合して働く。これは、生体内の遊離の鉄イオンは化学反応性が高く、活性酸素などを生成する可能性があるので、その毒性を弱めるために、他のたんぱく質と結合して働いていると考えられる。

g）**亜鉛（Zn）**……雑穀類、胚芽、貝類などに多く含まれる。欠乏すると食欲不振、皮膚障害、味覚異常などの症状が現れる。細胞増殖活性の高い細胞や組織に必要なミネラルである。これはDNA合成やRNA合成に関与する酵素の必須因子であるからである。たとえば皮膚などの上皮細胞の修復・再生に必要なミネラルであるので、皮膚障害治療用の軟膏に亜鉛を入れる場合がある。

3. 水分補給の重要性

参照
水分必要量
→レッスン6

　一般にヒトの体を構成する最も多い成分は**水**です。成人では、生体内の水分含量の割合が全体重の約60%ですが、新生児・乳幼児の場合は約70%あるので、水分の不足に注意しなければなりません。特に、乳幼児の夏場の熱中症対策や、赤痢やコレラなどの下痢症をともなう感染症対策として、水分の不足（脱水症）に十分注意しなければなりません。さらに水分の補給の際に注意しなければならないこととして、水分とともに食塩や糖などの存在が重要なポイントとなり、食塩や糖があると水分の体内組織への摂取が促進されます。これは、小腸上皮などで水分が組織内へ取り込まれるときに、Naイオンやブドウ糖などが存在すると、水分の輸送が促進される機構があるからです。この現象を水の共輸送とよびます。

　そこで市販のいわゆるスポーツドリンクの利用が考えられますが、それが手元にない場合は、簡易経口補水液として、約2L（大きなペットボトルの容量）の水に小さじ一杯程度の食塩や砂糖をそれぞれ溶かした補水液を用意しておくとよいでしょう。

演習課題

①私たちの体に必要なエネルギーをつくる主な栄養素は何かを考えてみ

ましょう。
②血液中の血糖（ブドウ糖）の濃度を調節する主なホルモンを3つあげて、それぞれの働きを考えてみましょう。
③水溶性ビタミンと脂溶性ビタミンは、一般にどちらのほうが摂取しすぎると危険かどうか、その理由と合わせて考えてみましょう。

レッスン 4

食事摂取基準と献立作成・調理の基本

本レッスンでは、栄養バランスのとれた食事をするための献立作成の手法と調理の基本について学びます。献立の作成ではどれくらいのエネルギーや栄養素が必要であるか、また、どのような組み合わせで食べたらよいのか理解することが重要です。これらのことを、調理法とともに学んでいきます。

1. 食事摂取基準

献立を作成する際に目標とする栄養摂取量は、「**日本人の食事摂取基準**」を参考にします。食事摂取基準とは、健康な個人または集団を対象として、国民の健康の維持・増進と疾病予防のために国民がどのような栄養素を毎日どれだけ摂取すればよいか、エネルギーおよび各栄養素の摂取量の基準を示すものです。最新の「日本人の食事摂取基準（2015年版）」（厚生労働省）では、高血圧、脂質異常、高血糖、腎機能低下に関して保健指導レベルにある人も対象とし、生活習慣病の予防とともに重症化の予防が目的に加えられました。

エネルギーについては、摂取量と消費量のバランス（エネルギー収支バランス）の維持を示す指標として、体格指数（**BMI**[*]：body mass index）が採用されており、摂取量の評価や判定に用いられます。また、2010年版で示されていた**推定エネルギー必要量**[*]は参考表として示されています。

栄養素については、**推定平均必要量、推奨量、目安量、耐容上限量、目標量**の5つの指標で摂取量の基準が示されています（図表4-1）。これらの基準値は、年齢、性別、生活状況などにより異なりますので、対象者の栄養状態や身体状況に応じて必要な栄養がとれるように、給与する栄養量を決めることになります。

2. 献立作成の意義

子どもの食事は健康の維持・増進だけでなく、健康に成長・発達するために必要な栄養をバランスよくとることが重要になります。人にとっ

補足

日本人の食事摂取基準
1969（昭和44）年から厚生省が所轄となり、日本人の推計体位をもとにした「日本人の栄養所要量」が策定され、5年ごとに社会状況の変化を反映しながら改定されてきた。2005（平成17）年には大幅な改定が行われ、「日本人の食事摂取基準（2005年版）」と改称した。最新のものとして「日本人の食事摂取基準（2015年版）」が出されている。
→巻末資料

用語解説

BMI
（Body Mass Index）
体重÷（身長）^{2}で求められる体格指数である。成人の場合、18.5未満を「やせ」、18.5以上25未満を「ふつう」、25以上を「肥満」と判定する。

推定エネルギー必要量
エネルギーの収支が0となる確率が、最も高くなると推定される習慣的なエネルギー摂取量の1日当たりのエネルギー摂取量のことをいう。

図表 4-1 食事摂取基準における栄養素の指標の概要

指標	内容
推定平均必要量（EAR）	ある性・年齢階級に属する人々の50％において必要量を満たすと推定される1日の摂取量。
推奨量（RDA）	ある対象集団において測定された「必要量」の分布に基づき、母集団に属するほとんどの人（97～98％）が充足している量。
目安量（AI）	ある性・年齢階級に属する人々が、ある一定の栄養状態を維持するのに十分な量。推定平均必要量、推奨量を算定するのに十分な科学的根拠が得られない場合に採用する。
耐容上限量（UL）	対象集団に属するほぼ全員が、過剰摂取による健康障害を起こすことのない、摂取量の最大限の量。
目標量（DG）	生活習慣病の1次予防のために、現在の日本人が当面目標とすべき摂取量（またはその範囲）。

て必要な栄養は年齢・性別・生活環境によっても異なるため、まず食事をする人の状況を十分に把握し、適切な食事ができるような計画を立てなければなりません。

食事として提供する料理の種類および材料、分量、さらに調理法について計画を立てることを**献立**といいます。献立を立てる際には、栄養を満たすだけでなく、安全性を確保し、嗜好性・食文化・経済性・地域性・季節などにも配慮する必要があります。

3. 何をどれくらい食べればよいのか

1 食品群

私たちが日常摂取する食品はきわめて多く、これらの食品を栄養的特徴によっていくつかのグループに分類したものを食品群といい、3群、4群、6群、18群に分けたものがあります。幼児期や学童期の初歩の栄養教育に活用される**3色食品群**と、厚生労働省が栄養教育の教材として示している**6つの基礎食品群**が代表的な食品群です。図表4-2は、この2種類の食品群の関係を示したものです。

3色食品群では、「血や肉をつくる」ために大切なたんぱく質（1群）と不足しがちなカルシウム（2群）を多く含む食品を赤群、「体の調子を整える」ためのビタミンやミネラルを多く含む緑黄色野菜（3群）とその他の野菜・果物（4群）を緑群、「エネルギー源（力や熱）となる」炭水化物（5群）と脂質（6群）を含む食品を黄群とし、3色に分けたものです。

◆補足

3色食品群
1952（昭和27）年、広島県庁の岡田正美技士が提唱。

6つの基礎食品群
1958（昭和33）年、旧厚生省保健医療局が作成。

図表 4-2 食品の分類

3色食品群	区分	赤		緑		黄	
	働き	血や肉をつくる		体の調子を整える		力や熱となる	
	栄養素	たんぱく質、脂質、ビタミンB群、カルシウム		カロテン、ビタミンC、カルシウム、ヨード		炭水化物、脂質、ビタミンA、ビタミンD、ビタミンB_1	
	食品名	魚介、肉、大豆・大豆製品、乳・乳製品、卵		野菜、果物、海藻		穀類、いも類、砂糖、油脂	
6つの基礎食品群	区分	1群	2群	3群	4群	5群	6群
	働き	・骨や筋肉をつくる ・エネルギー源となる	・骨や歯をつくる ・体の機能を調節	・皮膚や粘膜を保護 ・体の機能を調節	体の機能を調節	・エネルギー源となる ・体の機能を調節	エネルギー源となる
	栄養素	たんぱく質、鉄、ビタミンB_1、B_2、脂質	カルシウム、ビタミンB_2、たんぱく質	カロテン、ビタミンC、無機質	ビタミンC、無機質	糖質、ビタミンB_1	脂質、ビタミンA、ビタミンD
	食品名	魚介、肉、卵、大豆・大豆製品	乳・乳製品、小魚、海藻	緑黄色野菜	その他の野菜、果物	穀類、いも類、砂糖	油脂

6つの基礎食品群は、日常使用している食品を6群に分類しています。毎日の食事のなかで、5群（米、パン、めん類）を主食に、1群（肉類、魚介類、卵、大豆製品）を主菜に、2、3、4群（牛乳・乳製品、野菜、海藻、果物、小魚など）を副菜および汁物に利用し、6群はとりすぎに注意しながら、それぞれの食品群から食品をまんべんなくとるように組み合わせます。

2 食品構成

給与したい栄養量を満たすために、日常使用している食品を栄養的特徴によりいくつかに分類し、どの食品群からどのくらい摂取したらよいのか、**必要な食品重量の目安を示したものが食品構成**です。これは、献立を作成する際に活用されます。食品構成を満たすような献立をたてることで、目標とする栄養量をほぼ摂取することが可能になります。参考として、年代別の食品群別摂取目標量（食品構成）を示します（図表4-3）。

食品構成を作成する際には、さらに**栄養比率**を考慮すれば栄養バランスがよくなります（図表4-4）。栄養比率は、献立の適否を判断するのにも活用されます。

◆補足

PFCエネルギー比率(％)

エネルギーとなる栄養素は、たんぱく質（P）、脂質（F）、炭水化物（C）の3つである。食事の全エネルギーに対するそれぞれのエネルギーの割合を示したものをPFCエネルギー比率という。「日本人の食事摂取基準（2015年版）」（厚生労働省）においては、エネルギー産生栄養素バランスとして示されている。献立をつくる場合、これらのバランスをよくすることが大切である。

栄養比率の計算式

① たんぱく質エネルギー比率（％）＝たんぱく質エネルギー（kcal）／総エネルギー（kcal）×100

② 脂肪エネルギー比率（％）＝脂肪エネルギー（kcal）／総エネルギー（kcal）×100

③ 炭水化物エネルギー比率（％）＝炭水化物エネルギー（kcal）／総エネルギー（kcal）×100

④ 穀類エネルギー比率（％）＝穀類エネルギー（kcal）／総エネルギー（kcal）×100

⑤ 動物性たんぱく質比率（％）＝動物性たんぱく質（g）／総たんぱく質（g）×100

図表4-3 年代別食品群別摂取目標量（食品構成）

年齢（歳）	性別	めし	パン類	めん類	いも類	砂糖類	菓子類	油脂類	大豆製品	豆類	みそ類	果実類	野菜類	藻類	魚介類	肉類	卵類	乳類	きのこ類
		(g)																	
1～2	男	130	10	10	30	5	10	3	40	40	10	200	250	20	50	50	50	230	5
	女	100	10	10	30	5	10	3	40	40	10	200	250	20	50	40	40	200	5
3～5	男	230	50	20	40	10	20	8	30	30	10	180	250	20	40	50	50	220	10
	女	200	30	10	30	10	20	5	30	30	10	180	250	20	40	50	50	220	10
6～7	男	280	50	20	40	10	25	8	40	30	10	200	350	20	70	70	60	200	15
	女	230	40	10	30	10	20	5	50	30	10	200	350	25	90	60	50	200	20

出典：菅野道廣『食べ物と健康Ⅱ』南江堂、2005年、97頁を一部抜粋

図表4-4 栄養比率

たんぱく質エネルギー比率（％）	幼児・学童・成人	13～20％
脂肪エネルギー比率（％）	幼児・学童・成人	20～30％未満
炭水化物エネルギー比率（％）	幼児・学童・成人	50～65％
穀類エネルギー比率（％）	幼児	50％程度
	学童	45～50％程度
	成人	40～50％程度
動物性たんぱく質比率（％）	幼児	50％程度
	学童	45～50％程度
	成人	40～50％程度
動物性脂肪：植物性脂肪：魚油		おおむね4:5:1
飽和脂肪酸：一価不飽和脂肪酸：多価不飽和脂肪酸		おおむね3:4:3
n-6系脂肪酸：n-3系脂肪酸		目安は4:1

3 食生活指針

食生活指針*は、国民が日々のなかで何をどれだけどのように食べればよいのか具体的に実践できる目標として、2000（平成12）年に文部科学省、厚生労働省、農林水産省の3省により策定されました。食事摂取基準とは異なり、一般の人々が理解しやすいような言葉によるメッセージで示されています。食生活指針は健康成人を対象として、10大項目と食生活指針の実践のための項目から成り立っています（図表4-5）。

※ 用語解説

食生活指針
1985（昭和60）年に厚生省が「健康づくりのための食生活指針」を定め、2000（平成12）年には厚生労働省、農林水産省、文部科学省の3省が連携して「食生活指針」を策定した。その後、「食育基本法」が制定されるなど、食生活に関する幅広い分野での施策に進展がみられたことから、2016（平成28）年に食生活指針の一部が改定された。

図表4-5 食生活指針

◇**食事を楽しみましょう。**
- 毎日の食事で、健康寿命をのばしましょう。
- おいしい食事を、味わいながらゆっくりよくかんで食べましょう。
- 家族の団らんや人との交流を大切に、また、食事づくりに参加しましょう。

◇**1日の食事のリズムから、健やかな生活リズムを**
- 朝食で、いきいきした1日を始めましょう。
- 夜食や間食はとりすぎないようにしましょう。
- 飲酒はほどほどにしましょう。

◇**適度な運動とバランスのよい食事で、適正体重の維持を。**
- ふだんから体重を量り、食事量に気をつけましょう。
- ふだんから意識して身体を動かすようにしましょう。
- 無理な減量はやめましょう。
- 特に若年女性のやせ、高齢者の低栄養にも気をつけましょう。

◇**主食、主菜、副菜を基本に、食事のバランスを。**
- 多様な食品を組み合わせましょう。
- 調理方法が偏らないようにしましょう。
- 手づくりと外食や加工食品・調理食品を上手に組み合わせましょう。

◇**ご飯などの穀類をしっかりと。**
- 穀類を毎食とって、糖質からのエネルギー摂取を適正に保ちましょう。
- 日本の気候・風土に適している米などの穀類を利用しましょう。

◇**野菜・果物、牛乳・乳製品、豆類、魚なども組み合わせて。**
- たっぷり野菜と毎日の果物で、ビタミン、ミネラル、食物繊維をとりましょう。
- 牛乳・乳製品、緑黄色野菜、豆類、小魚などで、カルシウムを十分にとりましょう。

◇**食塩は控えめに、脂肪は質と量を考えて。**
- 食塩の多い食品や料理を控えめにしましょう。食塩摂取量の目標値は、男性で1日8g未満、女性で7g未満とされています。
- 動物、植物、魚由来の脂肪をバランスよくとりましょう。
- 栄養成分表示を見て、食品や外食を選ぶ習慣を身につけましょう。

◇**日本の食文化や地域の産物を活かし、郷土の味の継承を。**
- 「和食」をはじめとした日本の食文化を大切にして、日々の食生活に生かしましょう。
- 地域の産物や旬の素材を使うとともに、行事食を取り入れながら、自然の恵みや四季の変化を楽しみましょう。
- 食材に関する知識や調理技術を身につけましょう。
- 地域や家庭で受け継がれてきた料理や作法を伝えていきましょう。

◇**食料資源を大切に、無駄や廃棄の少ない食生活を。**
- まだ食べられるのに廃棄されている食品ロスを減らしましょう。
- 調理や保存を上手にして、食べ残しのない適量を心がけましょう。
- 賞味期限や消費期限を考えて利用しましょう。

◇**「食」に関する理解を深め、食生活を見直してみましょう。**
- 子どものころから、食生活を大切にしましょう。
- 家庭や学校、地域で、食品の安全性を含めた「食」に関する知識や理解を深め、望ましい習慣を身につけましょう。
- 家族や仲間と、食生活を考えたり、話し合ったりしてみましょう。
- 自分たちの健康目標をつくり、よりよい食生活を目指しましょう。

出典：文部科学省・厚生労働省・農林水産省「食生活指針」2016年を一部改変

図表 4-6 食事バランスガイド

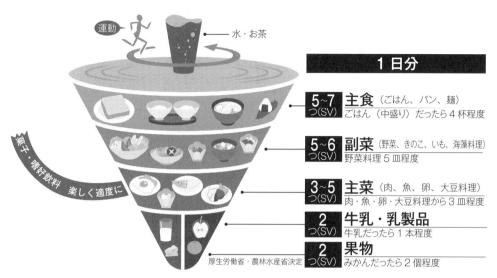

出典：厚生労働省・農林水産省「食事バランスガイド」2005年をもとに作成

4 食事バランスガイド

　1日に何をどれくらい食べればよいのかをわかりやすく図示したものに**食事バランスガイド**があります。食事バランスガイドは、2005（平成17）年に食生活指針を具体的な行動に結びつけるために、厚生労働省と農林水産省が共同で策定したものです。

　食事の望ましい組み合わせとおおよその量を、日本人に親しみやすい"コマ"のイラストを使って示しています（図表4-6）。イラストは、食事バランスと継続的な運動によって規則正しく回転することも表しています。食事内容については、主食、副菜、主菜、牛乳・乳製品、果物の5つの料理群に区分し、各料理の1日当たりの標準量を「○つ（サービング：SV）」という単位で示しています。また、水やお茶といった水分を軸とすることで、食事のなかで欠かせない存在であることを強調しています。菓子や嗜好飲料はコマを回すひもとして表現されています。

　食事バランスガイドでは、料理群ごとに1日何単位とるかの目安も示されています（図表4-7）。活用する際には1日分の適量を把握することが大切で、料理レベルで1つ（SV）に相当する料理の目安量を把握し、料理を組み合わせることでバランスのよい献立をつくることができます（図表4-8）。

図表 4-7　1日に必要なエネルギーと食事量の目安

	エネルギー	主食	副菜	主菜	牛乳・乳製品	果物	
男性 6～9歳 身体活動量低い／70歳以上 身体活動量ふつう以上／女性 6～11歳・70歳以上 身体活動量低い	1,400～2,000kcal	4～5つ	5～6つ	3～4つ	2つ（子どもは2～3つ）	2つ	
男性 10～11歳 身体活動量低い／女性 12～17歳・18～69歳 身体活動量ふつう以上	2,200kcal±200kcal 基本形	5～7つ	5～6つ	3～5つ	2つ（子どもは2～3つ）	2つ	
男性 12～17歳・18～69歳 身体活動量ふつう以上	2,400～3,000kcal	6～8つ	6～7つ	4～6つ	2～3つ（子どもは2～4つ）	2～3つ	

出典：農林水産省「食事バランスガイド早分かり」をもとに作成

5　献立の組み合わせ

①食事の配分

　食事摂取基準と食品構成は、ともに1日単位で表示されています。食事の配分は、食事摂取基準量（給与栄養量）1日分を3等分した朝1：昼1：夜1が基準ですが、一般的に朝は軽めにした、朝1：昼1.5：夜1.5がよく使われます。子どもの場合、体重1kg当たりの栄養量の割合は大人よりも多いですが、消化器官などが未発達であることから3食の食事だけでは必要な栄養がとれません。そこで、食事の間に間食（1～2回）を取り入れ、必要な栄養を満たす必要があります。食事の配分比としては、朝食25～35％、昼食25～35％、夕食20～30％、間食10～20％を目安にし、朝食と昼食はしっかりとり、夕食は軽めにします。

②献立のつくり方の基本

　日本の日常的な食事は、**一汁二菜**（主食、汁物、主菜、副菜）または、**一汁三菜**（主食、汁物、主菜、副菜1、副菜2）が基本となります。まず**主食**＊を決め、それに合わせた**主菜**＊、**副菜**＊を決めます。それに汁物、デザート、飲み物を組み合わせることで、バランスのよい食事になります。和風や洋風、中華風の料理など変化をつけ、食品の重量は食品構成に合うように決め、調理方法と味つけを考えます。つくり方の手順は図表4-9の通りです。

③食文化としての献立

　日本では季節や歳時に合わせた行事食があり、行事にちなんだ食材を取り入れた料理が食べられてきました。また、地域の特産品を利用した料理や、それらを生かした郷土料理もあります。献立に行事食や郷土料理を取り入れることは、食文化を経験することにつながります。そのた

＊用語解説

主食
穀類を主材料とする料理。米、パン、めん類などのように糖質を多く含む食品は、主にエネルギー源となる。

主菜
おかずの中心となる料理。肉、魚、卵、大豆製品などのたんぱく質源となる食品を主材料とする。

副菜
野菜、海藻、きのこ類など、ビタミンやミネラルを多く含む食品を主材料として用いた料理。

参照
行事食
→レッスン1

図表4-8 各料理群における料理例と量の目安

料理区分		料理と量の目安	1つ（SV）分に当たる重量
主食	炭水化物の供給源であるご飯、パン、めん・パスタなどを主材料とする料理。	●1つ（SV）分 ・ご飯小盛り1杯（100g） ・おにぎり1個（100g） ・食パン1枚（4～6枚切り、60～90g） ・ロールパン2～3個（30g×2～3） ●1.5つ（SV）分 ・ご飯中盛り1杯（150g） ●2つ（SV）分 ・うどん1杯（300g） ・もりそば1杯（300g） ・スパゲッティ（乾100g）※具が少なめのもの	主材料に由来する炭水化物。おおよそ40g
副菜	ビタミン、ミネラル、食物繊維の供給源である野菜、いも、豆類（大豆を除く）、きのこ、海藻などを主材料とする料理。	●1つ（SV）分 ・野菜サラダ（大盛） ・きゅうりとわかめの酢の物（小鉢） ・具だくさんみそ汁（お椀に入ったもの） ・ほうれんそうのお浸し（小鉢） ・ひじきの煮物（小鉢） ・煮豆（うずら豆、小鉢） ・きのこソテー（中皿） ●2つ（SV）分 ・野菜の煮物（中皿） ・野菜炒め（中皿） ・いもの煮っころがし（中皿）	主材料となる野菜等。おおよそ70g
主菜	たんぱく質の供給源である肉、魚、卵、大豆および大豆製品などを主材料とする料理。	●1つ（SV）分 ・冷奴（100g） ・納豆（40g） ・目玉焼き一皿（卵50g） ●2つ（SV）分 ・焼き魚（魚の塩焼き1匹分） ・魚の天ぷら（キス2匹、えび1匹分） ・まぐろとイカの刺身（まぐろ40g、イカ20g） ●3つ（SV）分 ・ハンバーグステーキ（肉重量100g程度） ・豚肉のしょうが焼き（肉重量90～100g程度） ・鶏肉のから揚げ（肉重量90～100g程度）	主材料に由来するたんぱく質。おおよそ6g
牛乳・乳製品	カルシウムの供給源である、牛乳、ヨーグルト、チーズなどが含まれる。	●1つ（SV）分 ・牛乳コップ半分（90ml） ・チーズ1かけ（20g） ・スライスチーズ1枚（20g程度） ・ヨーグルト1パック（100g） ●2つ（SV）分 ・牛乳びん1本分（180ml）	主材料に由来するカルシウム。おおよそ100mg
果物	ビタミンC、カリウムなどの供給源である、リンゴ、みかんなどの果実およびすいか、いちごなどの果実的な野菜が含まれる。	●1つ（SV）分 ・みかん1個 ・リンゴ半分 ・かき1個 ・梨半分 ・ぶどう半房 ・桃1個	主材料の重量。おおよそ100g

出典：厚生労働省・農林水産省「フードガイド（仮称）検討会」2005年をもとに作成

図表4-9 献立のつくり方の手順

＜手順＞	＜1食分の食品概量（成人）＞
1. 主食を決める 献立は主食から決める。	米、めん：80〜100g パン：60〜80g
↓	＋
2. 主菜を決める 主食に合った主菜を考える。	肉・魚：50〜80g、卵：25g、 大豆製品30〜50g ※1種類のみの場合は、100g
↓	＋
3. 副菜（1〜2品）を決める 野菜は、緑黄色野菜とその他の野菜を組み合わせることが大切で、主菜との調和を考える。さらに、できるだけ食材が重ならないように注意して、色彩や口当たりなども考慮する。	野菜類：100〜150g いも類：30〜50g
↓	＋
4. 汁物を決める 主菜や副菜で使用できなかった材料を使えるように考える。季節の材料を汁の実や吸い口（香りづけ）に用いることで、季節感を感じられる献立となる。献立内容によっては汁物がつかない場合もある。	みそ：8〜12g 汁の量：150〜180g 汁の実：10〜30g
↓	＋
5. デザート（飲み物）を決める 不足する栄養素を補うように考える。毎食とる必要はないが、献立にうまく取り入れることで、食卓に潤いをもたせることができる。食事に精神的な満足感や楽しみを与えるなどの役割もある。	果物：50〜80g 菓子、飲料砂糖として：10g

め、食文化の伝承の意義を踏まえて献立の計画に取り入れることが望ましいです。

4．調理の基本

　調理とは、食品を衛生的で安全な状態にし、消化吸収されやすいように栄養効率を高め、外観や盛りつけを美しくすることでよりおいしく食

べられるようにする目的で食品を調製することです。子どもの場合は、年齢や個人によっても咀嚼力や消化吸収能力が異なることから、適切な食品を選択し、消化・吸収能力に合わせた食事形態にし、食事が安全に食べられるように配慮しながら、調理を行う必要があります。

1 主な調理操作

①非加熱調理操作

非加熱調理操作は、洗浄や計量、切る、浸漬など、加熱操作以外の調理操作のことです。

洗浄は、食品に付着している土や農薬などの有害物を除去し、安全なものにすることを目的に、調理の最初に行う操作です。また、料理の仕上がりを一定にするために大切なのが材料や調味料を計量することです。計量には、はかり、計量カップや計量スプーンを用います。計量カップと計量スプーンによる調味料の重量換算を図表4-10に示します。

切る操作では、大きさや形を整えることで熱の通りが均一になります。切り方を工夫することで（図表4-11）、見栄えがよくなり、食欲増進にもつながります。食材には繊維があり、繊維に沿って切るか、繊維を断ち切るように切るかで食感が異なります。やわらかく仕上げたい場合は、繊維を切るように、繊維に垂直に切ります。

補足

計量スプーンの使い方
粉などを量る場合は、固まりをほぐしておき、軽く盛り上げ、上を平らにする。2分の1杯の場合は、中心から2等分し、取り除く。液体のものを量る場合は、計器一杯に満たし、動いてもこぼれない程度入れる。

図表4-10 計量カップと計量スプーンによる重量換算

（単位：g）

食品名	小さじ 5ml	大さじ 15ml	カップ 200ml
水・酒・酢	5	15	200
しょうゆ・みりん・みそ	6	18	230
塩	6	18	240
上白糖	3	9	130
グラニュー糖	4	12	180
小麦粉（薄力粉）	3	9	110
小麦粉（強力粉）	3	9	110
片栗粉	3	9	130
ベーキングパウダー	4	12	150
パン粉・きな粉	1	3	40
ごま	3	9	120
油・バター・マーガリン	4	12	180
普通牛乳	5	15	210
トマトケチャップ	5	15	230
ウスターソース	6	18	240
マヨネーズ	4	12	240

出典：松本仲子『調理のためのベーシックデータ（第4版）』女子栄養大学出版部、2012年をもとに作成

図表 4-11　野菜の基本的な切り方

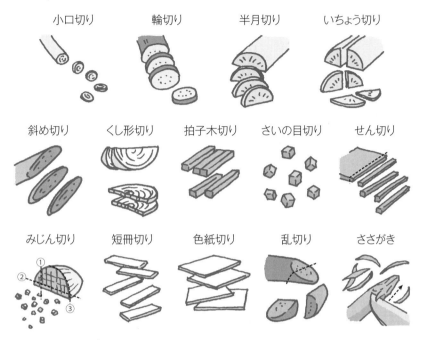

浸漬は、乾燥食品を戻す、アク抜き、変色防止、うま味出し、塩出しなどを目的として水（食塩水、酢水、調味液など）につける操作です。主に下処理の操作として行います。そのほか、おろす、する、しぼる、こす、冷却、冷凍などの操作があります。

②加熱調理操作

加熱調理操作には、湿式加熱、乾式加熱、マイクロ波加熱などがあります。主な加熱法の特徴および調理ポイントをみてみましょう（図表4-12）。

2　調味

調味とは、料理に味をつけることです。好まれる料理の味つけは、嗜好や環境によって左右されますが、調味料や料理の種類により、調味料の使用目安（**調味パーセント**[*]）があります。基準となる調味パーセントを知っておくと、いつも同じ味つけにすることができます。一般的な食塩濃度は、ご飯ものでは0.5％、汁物では0.6～0.8％、その他の料理では1～2％が基準です（図表4-13）。

調味する際には、調味料に含まれている塩分量や糖分量をもとにそれぞれの調味料の使用量を換算する必要があります。食塩の代わりにしょうゆを用いる場合は約6倍量、辛口みそを用いる場合は8倍量を用います。一方、砂糖の代わりにみりんを用いて甘味をつける場合は、3倍

[*] **用語解説**
調味パーセント（％）
食材の重量に対する塩分や糖分などの調味料の割合を示したもの。
調味パーセント（％）＝（調味料重量／材料重量）×100

図表4-12 主な加熱法と特徴および調理ポイント

加熱法	調理操作	調理操作の特徴および調理ポイント
湿式加熱（水を利用する加熱法）	ゆでる	多量の水（熱湯）のなかで加熱する操作で、食品の軟化やアク抜きなどの下処理として用いられることが多い。ゆでる食品に適した添加物を使用するが、緑色野菜は色よくするために食塩（1％程度）、たけのこはえぐ味をとるために米のとぎ汁や米ぬか（10％）、れんこんやごぼうなどは褐変を防ぎ白くするために食酢（1～3％）、山菜などのようにアクが強く固いものはやわらかくするために重曹（0.3％）を加える。
	煮る	煮汁に調味料を加えたなかで加熱する操作で、煮汁の量は、鍋の大きさや煮方により調整する。調味料の添加は、分子量の大きい砂糖を最初に入れ、その後塩、酢、しょうゆまたはみその順に調味する。煮崩れしやすいものや長時間煮る場合は、面取り*をしたり、落とし蓋を使用したりする。
	蒸す	蒸し器の下部に水を入れ、沸騰させて出る水蒸気を利用して食品を加熱する操作で、栄養素の損失が少なく、形崩れしにくいのが特徴。赤飯やまんじゅう、もちなどは強火（100℃）で、茶碗蒸しやカスタードプディングなどの卵料理は弱火（80～90℃）で加熱する。蒸し器の蒸気がしっかり出ているところに食品を入れて加熱する。
乾式加熱（水を利用しない加熱法）	焼く	食品を網や串に刺して直接焼く直火焼きと、熱した金属板（フライパン、鉄板）を使って加熱する間接焼きがある。食品の表面を高温で加熱することで食品に焦げがつき、香ばしい風味をつけることができる。盛りつける際に表になるほうから先に焼く。
	炒める	フライパンや中華鍋を用い、少量の油脂を使って撹拌しながら食品を加熱させる操作。高温短時間で加熱するため、食品の色、栄養素の損失が少ないのが利点。切り方、大きさをそろえることで均一に熱が伝わり、カロテンなどを含む食品は、油と一緒に加熱することで、吸収率が高くなる。
	揚げる	120～200℃に熱した多量の油脂のなかで加熱する操作で、食品のもつ水分が蒸発して油脂が吸収されるため、食品に油脂の風味がつき、おいしくなる。揚げものには食品をそのまま揚げる素揚げと衣揚げ（から揚げ、フライ、フリッター、天ぷらなど）があり、衣の違いにより異なる食感が楽しめる。揚げるときの温度が重要になるが、油は温度が下がりやすいので、一度にたくさん入れすぎないようにする。
マイクロ波加熱	電子レンジ	照射されるマイクロ波が食品内部に吸収され、内部で熱エネルギーに変わることで加熱される。食品内部の水分を利用した加熱法なので、水分が蒸発しやすいという特徴がある。電子レンジ加熱では、マイクロ波を透過する食器（耐熱ガラス、陶器、プラスチック）を使用するが、金属の食器や金の飾りのある食器類はマイクロ波が透過しないために使用できない。

＊用語解説

面取り

輪切りや角切りにした野菜（だいこん、にんじん、かぼちゃ、いもなど）の角を削ることをいう。形を整え、煮崩れを防ぐために行う操作である。

量用いると同じ甘さになります。

　一方、子どもの場合は、大人の半分程度の濃度の味つけにするのがよいといわれています。特に乳幼児期は**味覚形成が著しい時期**でもあり、この時期の食事が将来の食嗜好に影響を与えます。乳幼児食の調味は、味覚を育てる視点をもって、濃い味つけにならないように**素材の味を生かした薄味**を心がけ、さまざまな味を楽しむ工夫をすることが大切です。

第2章　栄養に関する基本的知識

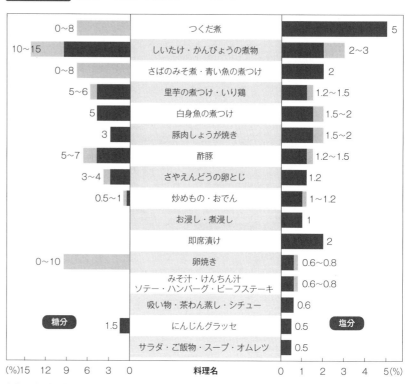

図表4-13　糖分・塩分の調味パーセント

出典：渕上倫子『調理学』朝倉書店、2006年、41頁をもとに作成

3　食中毒とその予防

　おいしい食事をするためには、食事が安全であることが前提となります。食事づくりで大切なのが**衛生管理**で、衛生管理が不十分であると食中毒などが発生する可能性があります。子どもの場合は免疫力が低いために食中毒の原因となる細菌やウイルスなどに接触すると、菌数が少なくても食中毒を引き起こすことがあります。また、**ノロウイルス**や**大腸菌O-157**などのように人から人へ感染する種もあります。食中毒原因菌は、飲食物だけでなく、調理器具や食器、人の手指や鼻腔にも付着しています。そのため、食事づくりの場や食事を提供する場での手洗いが重要になります。保育に携わる人にとって、食中毒の原因および予防法を把握することは大切です。

　食中毒とは、有害・有毒な物質に汚染された食品（飲食物）を口から摂取することによって起こる、胃腸炎症状を主な症状とする健康障害のことをいいます。食中毒の原因には、**細菌**によるもの、**ウイルス**（ノロウイルスなど）によるもの、食品に含有される**化学物質**（農薬、水銀、ヒ素、酸敗油脂など）によるもの、食品自体に毒性がある**自然毒**（ふぐ毒、貝毒、毒きのこ、じゃがいもの芽に含まれるアルカロイドなど）に

よるものがあります。そのほか、クリプトストリジウムなどの原虫類やアニサキスなどの**寄生虫**によるものなどもあります。家庭や給食施設における食事では、細菌とノロウイルスが問題になります。主な食中毒菌とその特徴を図表4-14にまとめました。

　食中毒の多くは細菌性食中毒ですが、2016（平成28）年には病因物質別食中毒件数でノロウイルス（31.1％）が最も多く、次いでカンピロバクター（29.7％）となっています[†1]。また、食中毒発生場所として最も多いのは飲食店（62.5％）ですが、家庭（10.4％）や給食施設（3.8％）でも発生しています。

　細菌性の食中毒を予防するためには、**食中毒予防の3原則**を守って調理することが大切です。調理従事者だけでなく、職員や喫食者にも**食前の手洗い**を徹底させ、さらに**食品衛生**に関する教育を行う必要があります。

▶出典
[†1] 厚生労働省「食中毒統計資料 平成28年（2016年）食中毒発生状況」2017年

▶参照
食中毒予防の3原則
→レッスン1

図表4-14 食中毒の種類と特徴

種類		病因物質	主な感染源	潜伏期間	症状	備考
細菌性食中毒	感染型	サルモネラ菌	食肉および加工品、鶏卵	12～24時間	発熱、腹痛、下痢、嘔吐	2～3日で回復するが症状は重い
		カンピロバクター	鶏肉、飲料水	1～7日	腹痛、下痢、嘔吐、発熱	近年、多発傾向
		腸炎ビブリオ	海産魚介類、折詰弁当、漬物など	6～8時間	腹痛、下痢、嘔吐、発熱	2日前後で治癒
		病原性大腸菌	家畜、特に牛、汚染を受けた食品、水	7～10日	腹痛、下痢、血尿、重症な場合は尿毒症	O-157は75℃で1分間以上の加熱で死滅
		ウエルッシュ菌	食品、魚介類の加熱調理済み食品	8～20時間	腹痛、下痢、嘔吐、発熱	耐熱性芽胞菌である。1～2日で回復
	毒素型	黄色ブドウ球菌	穀類および加工品、複合調理食品、菓子類、魚介類	30分～6時間	頭痛、下痢、吐き気、嘔吐、腹痛	24～48時間で回復。人および化膿巣に存在
		ボツリヌス菌	いずし、ハム・ソーセージ、缶詰	12～36時間	視力低下、口渇、腹部膨満感、麻痺	調理程度の加熱では死滅しない。原因となる毒素は熱に弱い
ウイルス性食中毒		ノロウイルス	生がき、保菌者、汚染物	24～48時間	嘔吐、激しい下痢	酸、消毒アルコールで不活性化しにくい。85～90℃で90秒以上の加熱が推奨、手洗いの徹底

出典：日本栄養改善学会監修『給食経営管理論』医歯薬出版、2013年、57頁をもとに作成

➕補足
乳児ボツリヌス症
はちみつ中のボツリヌス菌が1歳未満の乳児の腸内で増殖して毒素を産生することでさまざまな症状が生じる。1歳まではちみつは食べさせないことが大切である。

第2章　栄養に関する基本的知識

演習課題

①巻末資料の「日本人の食事摂取基準（2015年版）」より自分にとって1日に必要なエネルギー、各栄養素量がどのくらいか調べてみましょう。

②食事バランスガイドを活用し、ふだんの自分の食事がどのようなコマ型になるか検討し、食事の問題点と改善点について考えてみましょう。

③1日の食事内容をもとに、下図のコマの単位（SV）をぬってみましょう。

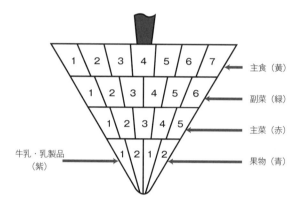

参考文献⋯⋯⋯⋯⋯⋯⋯⋯⋯⋯⋯⋯⋯⋯⋯⋯⋯⋯⋯⋯⋯⋯⋯⋯⋯⋯⋯⋯⋯⋯⋯⋯⋯⋯⋯

レッスン3

　江差隆年・中嶋洋子編著　『ネオエスカ基礎栄養学（改訂第3版）』　同文書院　2005年

　坂井堅太郎編　『基礎栄養学（第4版）』　化学同人　2016年

　杉山英子・小長谷紀子・里井恵子　『基礎栄養学――食生活と健康について考えるための基礎』　化学同人　2010年

　吉田勉・石井孝彦・篠田粧子編　『新基礎栄養学（第8版）』　医歯薬出版　2016年

レッスン4

　富岡和夫・冨田教代編著　『給食経営管理論――給食のトータルマネジメント（第3版）』　医歯薬出版　2015年

　菱田明・佐々木敏監修　『日本人の食事摂取基準（2015年版）』　第一出版　2014年

　和田淑子・大越ひろ編著　『健康・調理の科学――おいしさから健康へ（第3版）』　建帛社　2016年

おすすめの1冊

坂本裕子・森美奈子編　『栄養士・管理栄養士をめざす人の調理・献立作成の基礎』　化学同人　2017年

栄養士・管理栄養士にとっての調理・献立作成について、初学者が理解しやすく、修得すべき必須の内容がそろった一冊。調理の基礎や献立作成に必要な基礎知識を学ぶのに最適である。

第3章

子どもの発育・発達と食生活

本章では、ライフステージ別に心身機能の特徴や食生活における配慮事項について学んでいきます。
それぞれの発達段階における栄養と食生活について気をつけなければならない点を押さえておきましょう。

レッスン5　胎児期、乳児期の授乳・離乳の意義と食生活
レッスン6　幼児期の心身の発達と食生活
レッスン7　学童期、思春期の心身の発達と食生活

レッスン5

胎児期、乳児期の授乳・離乳の意義と食生活

本レッスンでは、命が始まる胎児期から乳児期までの栄養と食生活について学びます。胎児期は母親から送られてくる栄養をもらい、乳児期は母乳または育児用ミルク、離乳食など母親から与えられる栄養を摂取して成長します。子どもの健やかな成長のために必要な栄養を学び、適切な支援ができる実践力を身につけましょう。

1. 胎児期の栄養と食生活

1 胎児に必要な栄養

1gに満たない受精卵は、10か月を経て約3,000gまでに成長します。その成長を支えているものは何でしょうか。それは母親が呼吸によって得た酸素と、食事によって得た栄養です。

母子ともに健康であるにはどのような栄養をとるのがよいのか、その目安の一つとして**食事バランスガイド**が示されています。このガイドでは、主食、副菜、主菜、牛乳・乳製品、果物の5グループから、どれだけの量を食べるのかをSV（サービング）という単位で示しています。妊娠期（胎児期）の特徴は、妊娠中期では、副菜、主菜、果物に＋1が、妊娠後期には5つのグループすべてに＋1が加えられていることです。＋1とは1皿多めに食べることを意味しています。しかし、妊娠中の体重の増加量には個人差があるため、体重をみて柔軟に増減することが大切です。

> 参照
> 食事バランスガイド
> →レッスン4

2 母子の健康のために特に意識したい栄養

妊娠により体は大きく変化します。変化する母親の体の健康と、胎児の成長のために特に意識したい栄養を5つあげます。

①エネルギー

妊娠中は適切な体重増加のため、エネルギーを非妊娠時より多めにとることが推奨されています。「**日本人の食事摂取基準（2015年版）**」によると、非妊娠時に標準体型（BMI値 18.5以上25〔kg/m^2〕未満）であった場合、妊娠時に付加するエネルギー量は1日当たり妊娠初期50kcal、中期250kcal、後期450kcalとされています。

近年、太りたくないというやせ志向をもつ若年女性が、妊娠中に食事

> 参照
> 日本人の食事摂取基準（2015年版）
> →レッスン4、巻末資料

> 参照
> BMI
> →レッスン4

を制限するケースが見受けられます。母親が食事を減らすと、胎児に十分な栄養が届けられず、**低出生体重児**[*]として産まれることがあります。低出生体重児は、将来生活習慣病にかかりやすいということが指摘されていることから、子どもの生涯にわたる健康を確保する意味でも妊娠中は適切なエネルギーを摂取することが重要です。

②良質のたんぱく質と脂肪酸

たんぱく質は子どもの体をつくり、酵素反応などによる代謝調節も行います。肉、魚、卵、大豆・大豆製品、牛乳・乳製品など、特定の食品に偏らないようバランスよくとる必要があります。たんぱく質性食品の偏りは脂肪酸の偏りにつながります。n-6系脂肪酸であるリノール酸やアラキドン酸、n-3系脂肪酸であるドコサヘキサエン酸（DHA）やエイコサペンタエン酸（EPA）は胎児の脳や神経の発達に重要な役割を果たしています。n-6系脂肪酸は植物油に多く含まれ、n-3系脂肪酸は主に魚介類に含まれることから、バランスのよい摂取が重要です。

③葉酸

葉酸は、胎児の脳や脊髄などをつくるのに欠かせない栄養素で、胎児の**神経管閉鎖障害**[*]の予防にも有効であることが示されています。葉酸は緑黄色野菜や果物に多く含まれていますが、加熱に弱いので、栄養補助食品も上手に利用しながら摂取するようにします。

④鉄

妊娠により循環血液量は増加し、それにともなって鉄の需要も増加します。妊娠中は血液の液体にあたる血漿が増えやすく、血液が薄まって貧血を起こしやすいので（妊娠水血症）、鉄は特に意識して摂取したい栄養素です。

動物性食品は植物性食品よりも吸収率のよい**ヘム鉄**を多く含むため意識してとるようにします。

⑤カルシウムとビタミンD

カルシウムは胎児の骨の形成に必要ですが、妊娠中は腸管からのカルシウム吸収率が増加するため、付加する必要はないといわれています。しかし、日本人はカルシウムが不足しがちであることから、カルシウムを多く含む牛乳・乳製品や、小魚類、大豆・大豆製品、海藻・乾物などを積極的にとったほうがよいでしょう。また、カルシウムの吸収を促進する**ビタミンD**も意識して摂取するようにします。ビタミンDのもととなる原料はキノコ類やサケ、マスなどに多く含まれています。

用語解説

低出生体重児
出生体重2,500g未満の新生児をいう。

補足

n-6系脂肪酸
リノール酸、アラキドン酸、γリノレン酸などがある。日本人が摂取するn-6系脂肪酸のほとんどはリノール酸である。

用語解説

神経管閉鎖障害
先天性奇形の一つ。二分脊椎、無脳症などが生じる。受胎後28日頃までに神経管が形成され、この時期に母体に十分な葉酸が存在しているとリスクを低減できる。

補足

ビタミンDと紫外線
ビタミンDにはキノコ類に含まれるビタミンD_2（エルゴカルシフェロール）と魚肉に含まれるD_3（コレカルシフェロール）がある。ビタミンDには2つの供給源があり、一つは食品から摂取されたD_2とD_3、もう一つは皮膚中のプロビタミンD_3に紫外線が照射されることで生成するD_3である。近年日本では日焼けを避ける若年女性が増え、ビタミンDが慢性的に不足しているといわれている。夏は木陰で15分、冬は1時間程度の日光浴をすると必要量のビタミンDがつくられる。

2. 乳児期の栄養の意義と授乳の支援

1 乳児に必要な栄養

　乳児は、離乳食が始まる生後5、6か月頃までは乳汁のみを栄養として育ちます。乳汁栄養には、母乳栄養と育児用ミルクなどの人工栄養、母乳栄養と人工栄養を併用する混合栄養があります。母乳はその成分組成が母親の食生活の影響を受けることから、母親は食事に注意する必要があります。食事バランスガイドを参考に和食を中心とした偏りのない食事を心がけるようにします。

　母乳であっても育児用ミルクであっても、授乳は単に「与える・与えられる」関係ではなく、母子相互の愛着形成や乳児の心の発達をも促す母子の架け橋となります。乳汁とそれを供与する授乳という行為によって乳児の心身に栄養が届けられます。

　乳児期は一生のうちで最も成長が著しい時期です。成長とともに必要栄養量が増大し、乳汁栄養から固形食、すなわち離乳食へと移行していきます。離乳食は使用食材や量など「もの」に目が向けられがちですが、子どもの反応を見ながら一人ひとりの成長発達を尊重し、子どもの個性に応じて進めていくのが望ましいとされています。離乳食の供与を通じて乳児の健康維持と成長・発達を促すとともに、健やかな親子関係の構築を目指すことが大切です。

2 授乳支援の基本的な考え方

　授乳の支援は、厚生労働省が2007（平成19）年に策定した「**授乳・離乳の支援ガイド**」の授乳編に基づいて行います。授乳の支援にあたっては5つのポイントに留意します（図表5-1）。これらのポイントは母乳や育児用ミルクといった乳汁の種類によらない共通事項であり、授乳を通して健やかな子どもを育てるという育児支援を進めることをねらいとしています。

3. 母乳栄養

1 母乳の成分・組成

　母乳の成分は一定ではなく、時間の経過とともに変化していきます。出産後4～5日頃までに分泌される**初乳**、出産後10日以上経過すると

図表5-1 授乳の支援を進める5つのポイント

① 妊娠中から、適切な授乳方法を選択でき、実践できるように、支援する。
② 母親の状態をしっかり受け止め、赤ちゃんの状態をよく観察して、支援する。
③ 授乳のときには、できるだけ静かな環境で、しっかり抱いて、優しく声をかけるように支援する。
④ 授乳への理解と支援が深まるように、父親や家族、身近な人への情報提供を進める。
⑤ 授乳で困ったときに気軽に相談できる場所づくりや、授乳期間中でも、外出しやすく、働きやすい環境を整える。

出典:厚生労働省「授乳・離乳の支援ガイド」2007年、16頁をもとに作成

図表5-2 母乳栄養の利点

乳児にとっての利点	母親にとっての利点
①成分組成が乳児に最適、代謝負担が少ない	①子宮復古の促進
②感染防御因子*を含む（特に初乳）	②産後の体重減少の促進
③母子相互作用を高める	③経済的負担がなく、手間もかからない
④抗酸化物質*を含む	④乳がん、卵巣がん、2型糖尿病（妊娠糖尿病がある場合）のリスクを下げる
⑤中枢神経系の発達を促す	
⑥乳幼児突然死症候群のリスクを下げる	
⑦感染症、肥満のリスクを下げる	

※ 用語解説

感染防御因子
免疫グロブリンA（IgA）など、感染症を予防する免疫物質のこと。母乳に豊富に含まれている。

抗酸化物質
体内で、有害な作用を起こす活性酸素を抑える物質のこと。

成熟乳（成乳）とよばれます。

初乳……黄色でやや粘り気があり、成熟乳よりもたんぱく質が多く、エネルギー、脂質が少ない。消化、吸収がよく乳児の代謝負担が少ない。感染防御物質である免疫グロブリンA（IgA）やラクトフェリンが豊富。

成熟乳……青みがかった白色で粘り気はなく、初乳よりも糖質、脂質が多い。糖質は乳糖が多く、ほかに少量のオリゴ糖を含み、腸内ビフィズス菌の増殖を促す。脂質は不飽和脂肪酸が多く、特に必須脂肪酸や多価不飽和脂肪酸が多い。

2 母乳栄養の利点と問題点

母乳栄養の利点は図表5-2の通りです。母子双方にとってさまざまな利点があり、将来の肥満を防ぐともいわれていることから長期的にみてもよい効果をもたらします。

乳児にとって最適な栄養が母乳ですが、いくつか留意すべき点があります。母乳栄養の問題点は図表5-3の通りです。これらの点に配慮したうえで母乳栄養を実施することが大切です。

第3章 子どもの発育・発達と食生活

用語解説
ビタミンK欠乏性出血症
出血を止めるために必要なビタミンKが母乳に不足していることから、出血傾向を呈す。青あざや頭蓋内出血などが起こる。ビタミンKを多く含む食材には、野菜や果実、納豆などがある。

補足
母乳中の化学物質
母乳に含まれる可能性がある化学物質のDDT、BHC、PCBは有機塩素系の化学物質で、人体への影響等から、それぞれ現在では製造が禁止されている。

用語解説
母乳性黄疸
肌が黄色っぽくなる症状。母乳に含まれる脂肪酸によって、ビリルビンを排出する働きが妨げられることで起こる。

図表5-3 母乳栄養の問題点

①ビタミンK欠乏性出血症*のリスクがある（ビタミンK_2シロップの投与により予防可能）。
②化学物質を含む可能性がある（DDT、BHC、PCBなど）。
③薬剤を服用している場合、母乳へ分泌されることがある。
④母乳性黄疸*がある。
⑤母親の感染症が母乳を介して乳児に感染を引き起こす可能性がある（HTLV-1、HIV、サイトメガロウイルス）。

出典：板橋家頭夫『最新！ 新生児栄養管理ステップアップブック』メディカ出版、2008年を一部改変

3 母乳の授乳法

①授乳間隔と回数

分娩後30分以内の最初の授乳以外に、出産後24時間以内に7回以上授乳させることを目安とします。新生児（生後28日未満の児）期は7～10回／日程度で不規則ですが、生後1か月を過ぎると授乳間隔はおおよそ3時間程度と規則的になり、6～7回／日となります。その後は離乳食の開始により回数はしだいに減ります。母乳は乳児がほしがるときにほしがるだけ与える自律授乳を基本とします。ただし、泣いたら必ず授乳するということではなく、なぜ泣いているのか、母乳がほしいのか、別の原因なのかを見極めます。

②1回の授乳時間

1回の授乳時間はおおよそ15分以内です。授乳時間が30分以上と長すぎる場合は母乳不足を疑います。赤ちゃんが十分に母乳を飲んでいるサイン（図表5-4）があるか確認し、母乳不足である場合には母乳分泌の促進を実行します（図表5-5）。それでも不足する場合は人工栄養を取り入れることを考えます。

4 冷凍母乳・冷蔵母乳

就労や何らかの理由によって母乳を直接授乳できない場合は、搾乳した母乳を乳児に与えます。母乳は滅菌した袋（母乳バッグ）を用いて冷凍保存することが可能です。－18℃以下で冷凍して1か月以内であれば安全性に問題はありません。保育所でも受け入れ体制が整ってきているため、保育者は解凍の手順などを把握しておきましょう。

冷凍母乳の解凍は常温で自然解凍するか、ぬるま湯で解凍して消毒済みの哺乳びんに移し、40℃前後のお湯で温めます。電子レンジや熱湯での解凍は母乳の成分を劣化させてしまうため、使用することは避けましょう。飲み残しは必ず廃棄します。

図表 5-4 赤ちゃんが十分に母乳を飲んでいるサイン

①安定して体重が増えている。
②24時間に、少なくとも8回は母乳を飲んでいる。
③授乳の際に、母乳が出てくると吸啜のリズムがゆっくりになり、嚥下の音や母乳を飲みこむ音が聞こえる。
④赤ちゃんが元気で肌の張りもよく、健康である。
⑤授乳後、次の授乳まで機嫌がよい。
　＊ただし、赤ちゃんが十分に母乳を飲んでいるにもかかわらず、別の理由で機嫌の悪い場合に母乳不足と思い込む母親もいるため注意する。
⑥尿が薄い色で、24時間に布おむつを6〜8枚ぬらす。
　＊紙おむつの場合は、枚数が少ないことがあるので注意する。
⑦24時間に3〜8回排便がある。
　＊月齢が進むと、便の回数が減少することがある。
⑧母親の乳房が授乳前に張っているような感じがあり、授乳後にはやわらかくなっている。
　＊すべての女性がはっきりと変化を認識するわけではないので注意する。

出典：進藤容子編著『子どもの食と栄養――食を大事にするきもちを育む』あいり出版、2012年

図表 5-5 母乳分泌の促進

母乳をよく吸わせる	母乳は乳児の吸啜刺激によって母乳合成、射乳が促進される。
十分な睡眠と休養をとる	過労と睡眠不足は母乳の分泌を妨げる。母親は夜間の授乳や夜泣きに対応するため睡眠不足になりがちである。適度な休息と昼寝などをして十分な睡眠と休養をとるように心がける。
食生活を整える	高カロリー、高脂質食は母乳の分泌を妨げることがある。栄養バランスのよい食事とし、野菜も多く摂取する。泌乳により水分を失うため、いつもより多く水分をとるよう心がける。
精神を安定させる	不安や心配など母親にストレスがかかると泌乳量は減少する。家族や保育者のいたわりと協力によって、母親が穏やかな気持ちで過ごせるように周囲が配慮することが大切である。

　母乳は冷蔵保存することもできます。搾乳したばかりの母乳であれば、72時間は冷蔵保存が可能です。

4. 人工栄養

1　人工栄養の特徴

　人工栄養は、母乳が出ないあるいは不足している、母親の就労で母乳育児を行えない、また何らかの理由で母乳栄養を避けたほうがよい場合に適応となります。乳児にとって最良の栄養源は母乳であることから、人工栄養において使用される育児用調製粉乳は、母乳成分に限りな

く近づけられるよう改良が重ねられています。人工栄養には主として**育児用調製粉乳**が用いられ、状況に応じて低出生体重児用粉乳、ペプチドミルク、フォローアップミルクなどを用います。それぞれの特徴を図表5-6に示します。

2 育児用ミルクの調製方法（調乳）

調乳とは牛乳または乳製品を栄養や消化、衛生上から乳児に適するよう、一定の処方に従って配合調整することをいいます。調乳濃度は母乳の成分に近づけるため各社により異なりますが、**13〜14％**に調整されています。

①調乳法

調乳法には家庭や少人数の保育所の乳児に対して1回分ずつ調製する**無菌操作法**と、乳児院や病院など多人数の乳児を対象として数回分のミルクをまとめて調製する**終末殺菌法**とがあります。

○無菌操作法

哺乳びんや乳首をあらかじめ洗浄・消毒しておき、調乳したあとの殺

図表5-6 調製粉乳の特性

育児用調製粉乳	たんぱく質：たんぱく質の減量、特にカゼインを減らして乳清たんぱく質を増加し、アミノ酸組成を母乳に近づけている。さらにタウリンやアルギニンを添加している。 脂質：乳脂肪の大部分を植物油で置換して多価不飽和脂肪酸を増やし、脂肪酸組成を母乳に近づけている。魚油の配合によりドコサヘキサエン酸（DHA）を強化し、またn-6/n-3比の改善、カルニチンなどの増強も行われている。 糖質：大部分が乳糖に置換されているので甘味が薄い。一部、オリゴ糖などが加えられている。 無機質：腎臓への負担を軽減するため無機質を減量し、ミネラルバランスを母乳に近づけ、さらに鉄を強化し亜鉛や銅を添加してある。 ビタミン類：乳児の食事摂取基準を基本に各種ビタミン類が適正に配合されている。母乳に不足しがちなビタミンKが適量添加されている。ビタミンEやβ-カロテンも強化されている。 その他：ビフィズス菌、ラクトフェリンなどを添加し、感染防御を高めている。
低出生体重児用粉乳	出生体重が2kg以上であり、家庭で養育が可能な場合には、育児用ミルクが用いられるが、出生体重が1.5kg以下の場合には低出生体重児用ミルクが用いられる。たんぱく質、糖質、灰分※は多く、脂肪は少ない。また、種々のビタミン類も多い。
ペプチドミルク	たんぱく質を酵素消化によりペプチドにまで消化・分解して乳児の消化負担を軽減したものである。ミルクアレルギーの予防、疾患用ではない。
特殊用途粉乳	だいず乳：だいずに不足するヨード、メチオニンを添加し、さらにビタミン、無機質を強化したものであり、乳糖は使用していない。牛乳アレルギーや一過性乳糖不耐症に用いられる。 乳たんぱく質加水分解乳：牛乳アレルギーの原因となるたんぱく質中のβ-ラクトグロブリンやα-ラクトアルブミンを除去し、カゼインを酵素分解して抗原活性を失わせたものである。牛乳アレルギーのほか、大豆アレルギーも併発している場合にも用いられる。 その他：乳糖不耐症用ミルク（無乳糖乳）、重篤なアレルギー用のアミノ酸混合乳、浮腫が強い場合に用いる低ナトリウム粉乳がある。
離乳期・幼児期用粉乳（フォローアップミルク）	たんぱく質含量は育児用ミルクと牛乳の中間程度まで増やしてあり、カルシウムも多い。鉄はやや多く、ビタミン類は育児用ミルク程度であるが、脂質は少ない。亜鉛と銅の添加は認められていない。使用開始月齢は9か月以降としている。

注：灰分……食品などを燃やした後に残る成分。食品中の無機質の総量を意味している。
出典：田中敬子・為房恭子編著『応用栄養学（第2版）』朝倉書店、2017年

菌は行いません。細菌汚染を避けるよう取り扱いに十分注意して、調乳後ただちに飲ませます。

1) まず1回分の調乳をするときの材料を用意する。
2) 調乳用具として哺乳びん1本、乳首、粉乳計量用のスプーン（ミルクについている）、ロート、乳首はさみなどを鍋に入れ、かぶる程度の水を注ぎ煮沸消毒する（沸騰後乳首以外は5分、乳首は3分程度）。
3) 盆ざるに器具を取り出し、乾かしておく。
4) 一度沸騰して**70℃以上**に冷ました湯を定量の1/2～2/3量を哺乳びんに入れ、これに乾いたスプーンで粉乳を量り入れてよく振って溶かし、残りの湯冷まし（70℃以上）を定量まで加え、乳首をつけ体温程度に冷まして与える。

○終末殺菌法

1日分あるいは数回分まとめて調乳したものをびんに定量どおり詰めて、最後に加熱殺菌します。冷蔵庫で保管し、必要に応じて適温に温めて授乳します。乳をびんごと煮沸消毒するので安全性は高く、病原菌は完全に殺菌されるので7℃以下で保管すれば24時間は安全です。

1) まず、調乳用鍋に規定量の湯（70℃以上）を入れ、規定量の粉乳を加えて泡を立てないように撹拌して溶かす。
2) 哺乳びんに定量を分注し、乳首とキャップをつけ哺乳びんの口をゆるく閉める。
3) 蒸し器に並べ、湯を哺乳びんの高さの約1/2くらいまで入れて100℃で5分間消毒する。
4) 消毒終了後は哺乳びんのキャップをしっかり閉めて、流水で冷やして冷蔵庫で保管する。
5) 授乳ごとに1本ずつ取り出して体温より少し高め（37～40℃）程度に湯せんで温め授乳する。

②調乳用具

○哺乳びん

無色透明で洗いやすく消毒に耐えるものがよいです。ガラス製とプラスチック製があり、容量も多様です。ガラス製は汚れが落ちやすく、傷がつきにくいが、重くて割れやすいことが欠点です。プラスチック製は軽くて落としても割れない特長があるものの、熱伝導率が悪いので乳の温度がわかりにくいこと、表面に傷がつきやすく煮沸で透明感が失われやすいことが欠点です。

◆補足
70℃以上で調乳する理由
育児用調製粉乳中の病原菌を殺菌するため。坂崎菌（Enterobacter sakazaki）は、粉乳の製造過程あるいは原材料に混入することがあり、乳児、特に免疫不全児や低出生体重児に敗血症や壊死性腸炎を起こすことがある。

○乳首

乳首は形、弾力性が本物の乳首に似ていて、煮沸に強い良質のゴム製が多いです。カットの大きさはS、M、Lのサイズがあり、型も丸穴、スリーカット、クロスカットなどがあります。乳児の月齢や吸啜力に応じて乳首を選ぶことが大切です。

○びんブラシ

取っ手を回し、ブラシを回転させて入念に洗います。ナイロン製は、キズがつきやすいのでスポンジ製を使います。

3 人工栄養の授乳法

人工栄養であっても、授乳は母子の愛着形成を促す大切な時間です。母乳を与えるように、乳児を胸元に抱き、静かな環境のなかで乳児にほほえみかける、言葉をかけるなど母子ともにリラックスして授乳することが重要です。

授乳時間は一般に初めの5分間で必要量の50〜60%くらいを飲み、次の5分間で30〜40%、次の5分間で最後の10%を飲めるように乳首の大きさを調節します。食中毒を防ぐために飲み残しは廃棄し、哺乳びん、乳首は早めに洗います。

5. 混合栄養

母乳栄養と人工栄養を併用することを**混合栄養**といいます。母乳不足により混合栄養を行う場合は、まず母乳を飲ませ、そのあとに育児用ミルクを与えます。就労などにより母乳が与えられない場合には、離れている間のみ人工栄養とし、朝や夜間に母乳を与えます。

6. 離乳の意義と食生活

1 離乳の定義

「授乳・離乳の支援ガイド」では、「離乳とは、**母乳または育児用ミルク等の乳汁栄養から幼児食に移行する過程**をいう。この間に乳児の摂食機能は、乳汁を吸うことから、食物をかみつぶして飲み込むことへと発達し、摂取する食品は量や種類が多くなり、献立や調理の形態も変化していく。また摂食行動は次第に自立へと向かっていく」とされています。

◆補足

授乳期の栄養方法の推移

生後1か月時点での母乳栄養の割合は、1985(昭和60)年度は49.5%、1995(平成7)年度は46.2%、2005(平成17)年度は42.4%と減少傾向であったが、2015(平成27)年度は51.3%と増加した。増加する母乳栄養の割合に対して、人工栄養は1985(昭和60)年度の9.1%から2015(平成27)年の3.6%へと減少しているが、混合栄養の割合は40%台で大きな変化はみられていない(厚生労働省「平成27年度 乳幼児栄養調査結果の概要」2016年)。

2　離乳の必要性

離乳食が必要とされる理由を確認しましょう。

① 栄養補給

乳児の成長にともない、乳汁だけでは主としてエネルギー、たんぱく質、鉄が不足するため、離乳食で補給します。

②消化機能の発達

離乳食供与により体内では消化酵素が活性化します。これにより摂食物の消化・吸収・利用が高まります。

③摂食機能の発達

乳汁を吸うことから、どろどろ状の食物を飲み込み、しだいに形のあるものを舌と上あご、歯ぐきでつぶして飲み込むことへと発達します。離乳各期にふさわしい調理形態の食物を与えることで、咀嚼をはじめとした摂食機能の発達が促されます。

④精神発達の助長

乳汁とはまったく異なる味、におい、触感、視覚など感覚器官が刺激され、食事への興味や好奇心が生まれるなど、精神発達を促します。

⑤食習慣の確立

離乳食は、食物に対する第一印象を形成する重要な時期です。望ましい食リズムの形成によって、将来のよい食習慣の基礎がつくられます。

3　離乳の支援のポイント

離乳については、乳児の食欲、摂食行動、成長・発達パターンあるいは地域の食文化、家庭の食習慣などを考慮した無理のない離乳の進め方、離乳食の内容や量を、個々に合わせて進めていくことが重要です。子どもにはそれぞれ個性があるので画一的な進め方にならないように、強制しないことに配慮します。また、この時期に健康的な食習慣の基礎を培うことは生活習慣病の予防につながることから、長期的に子どもの健康を確保するためにも重要です。離乳の支援のポイントを図表5-7に示します。

4　離乳の進め方

離乳の進め方としては、図表5-8に示した「離乳食の進め方の目安」に基づいて進めます。ただし、表示されている月齢は一つの目安に過ぎず、子どもの発達の状況に応じて臨機応変に対応することが大切です。

参照
離乳食への移行過程
→章末事例①

図表5-7 離乳支援のポイント

離乳の開始	①離乳の開始とは、なめらかにすりつぶした状態の食物を初めて与えたときをいう。生後5、6か月頃が適当である。 ②離乳開始の発達の目安は、首のすわりがしっかりしている、支えてやると座れる、食物に興味を示す、哺乳反射の減弱である。 ③離乳開始前に果汁を与えることに栄養学的意義は認められていない。離乳開始前の乳児にとって最適な栄養源は乳汁であり、果汁の摂取によって乳汁の摂取量が減少するとたんぱく質、脂質、ビタミン類や鉄、カルシウム、亜鉛などの摂取量低下のリスクがある。 ④スプーン等の使用は離乳の開始以降でよい。哺乳反射の減弱・消失とともにスプーンが口に入ることも受け入れられていく。
離乳の進行	①離乳の開始後ほぼ1か月間は1日1回与える。母乳または育児用ミルクは子どもの欲するままに与える。この時期は離乳食を飲み込み、その舌触りや味に慣れることが主目的である。 ②離乳を開始して1か月を過ぎた頃から、離乳食は1日2回与える。生後7、8か月頃から舌でつぶせる固さとする。離乳食の後に母乳または育児用ミルクは与えてよいが、母乳は子どもの欲するまま、育児用ミルクは1日3回程度とする。 ③生後9か月頃から離乳食は1日3回与え、歯ぐきでつぶせる固さとする。食欲に応じて離乳食の量を増やし、離乳食の後に母乳または育児用ミルクを与える。母乳は子どもの欲するまま、育児用ミルクは1日2回程度とする。鉄の不足には十分配慮する。
離乳の完了	①離乳の完了とは、形のある食物をかみつぶすことができるようになり、エネルギーや栄養素の大部分が母乳または育児用ミルク以外の食物からとれるようになった状態をいう。生後12～18か月頃が適当である。 ②咀嚼機能は奥歯が生えるにともない乳歯の生えそろう3歳頃までに獲得される。
食べ方の目安	①食欲を育み、規則的な食事のリズムにより生活リズムを整え、食べる楽しさを体験することを目標とする。 ②離乳の開始では子どもの様子をみながら1さじずつ始める。 ③「手づかみ食べ」は食べ物を目で確かめ、手指でつかみ、口まで運び入れるという目と手と口の協調運動であり、摂食機能の発達を促す。また、「自分でやりたい」という欲求が出てくるので、「自分で食べる」機能の発達を促す観点からも「手づかみ食べ」を積極的に取り入れる。
食品の種類と組み合せ	①離乳の開始ではアレルギーの心配の少ないおかゆ（米）から始める。慣れてきたらじゃがいもや野菜、果物、さらに慣れたら豆腐や白身魚など、種類を増やしていく。 ②離乳が進むにつれ、卵は卵黄（固ゆで）から全卵へ、魚は白身魚から赤身魚、青皮魚へと進んでいく。ヨーグルト、塩分や脂肪の少ないチーズも用いてよい。脂肪の多い肉類は遅らせる。野菜類には緑黄色野菜も用いる。 ③生後9か月以降は鉄が不足しやすいので、赤身の魚や肉、レバーを取り入れ、調理用に使用する牛乳・乳製品の代わりに育児用ミルクを使用する等工夫する。フォローアップミルクは必要に応じて（離乳食が順調に進まず、鉄の不足のリスクが高い場合など）使用するのであれば、9か月以降とする。
調理形態・調理方法	①子どもは細菌への抵抗力が弱いので、衛生面に十分配慮する。 ②米がゆは初めは「つぶしがゆ」とし、慣れてきたら粗つぶし、つぶさないままへと進め、軟飯へと移行する。 ③野菜やたんぱく質性食品は初めはなめらかに調理し、次第に粗くしていく。 ④離乳の開始頃では調味料は必要なく、離乳の進行に応じて薄味でおいしく調理する。油脂類も少量の使用とする。
成長の目安	食事の量の評価は成長の経過で評価する。体重や身長が成長曲線のカーブに沿っているかを確認する。

出典：厚生労働省「授乳・離乳の支援ガイド」2007年をもとに作成

5 離乳食調理時の留意点

　乳児は消化機能や咀嚼力も未熟であり、成人に比べて免疫力も弱いです。衛生的に乳児が安心して食べられるよう、食品や調理器具の取り扱いに気をつけて、調理者および保育者が衛生面に注意することが重要です。

図表5-8 離乳食の進め方の目安

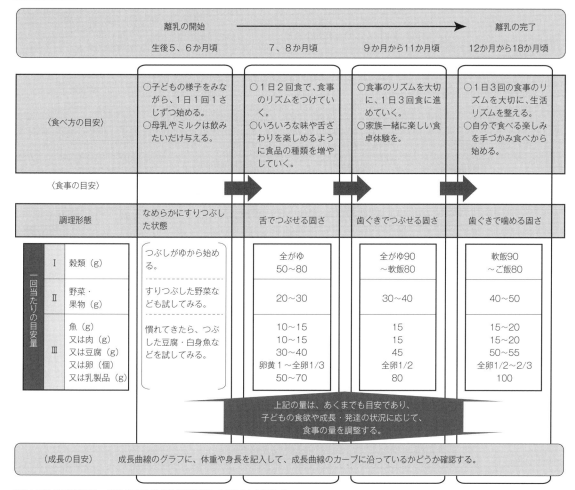

出典：厚生労働省「授乳・離乳の支援ガイド」2007年、44頁をもとに作成

6 離乳食の与え方

　離乳食は乳児が空腹である午前の授乳の直前が望ましいです。離乳食を開始した頃は、はじめて食べる食品が多く、アレルギー症状が出る場合も考えられます。午前中であれば小児科の受診が可能であり、また翌日以降の対応策も立てやすくなります。

　与えるときには乳児の顔や手を清潔にし、エプロンをかけ、乳児用のいすに座らせます。開始当初は横に抱いてもよいですが、姿勢は少し後ろに傾けるようにします。最初は口に入れても外へ出してしまうことがありますが、少しずつ与えるようにしてゆっくりと慣れさせていきます。

　7、8か月頃は、平らなスプーンで少量の離乳食をとり、乳児の下唇にスプーンをのせ、上唇が閉じるのを待ちます。離乳食が口に取り込まれたらスプーンをまっすぐに引きます。9～11か月頃は、ややくぼみ

◆ 補足

離乳食で摂取を控えるべき食品
・はちみつ、黒砂糖（乳児ボツリヌス症にかかるリスクが高い）
・ナチュラルチーズ、未殺菌乳、生ハム、スモークサーモン（低温殺菌されていないものはリステリア症にかかるリスクがある）
・生卵、半熟卵（未加熱の卵にはサルモネラ菌による食中毒のリスクがある）
・刺身、生ガキ（腸炎ビブリオ、アニサキスなどの食中毒の原因菌が含まれることがある）

図表5-9 ベビーフードの利点と留意点

利点	問題点
・調理の時間と手間が省ける。 ・献立に変化をつけられる。 ・外出や旅行時に携帯できる。 ・衛生的で安全である。 ・離乳食をつくる際に、固さ・味付けなどの参考になるものもある。	・表示されている離乳食にふさわしい固さや大きさになっていないものがある（びん詰め製品など）。 ・数種類の材料を取り合わせて煮込んだ物が多く、素材の風味を味わうことができない。 ・手づくりと比較して水分が多いので、栄養価が劣る傾向がある。 ・固形食品がドロドロしたソースにからまっていたり、あんかけ状になっているものが多く、手づかみ食べには適していない。

出典：小川雄二編著『子どもの食と栄養演習（第2版）』建帛社、2015年

のあるスプーンを使い、やわらかめの物を前歯でひと口分をかじりとらせる経験もさせます。12〜18か月頃には**手づかみ食べ**を経験させます。手づかみしやすい大きさで汁気の少ない物にし、必要以上に手は出さないでおきます。発達に応じて食具をもたせ、食べ物を目で認識し、食具で口へ運び、咀嚼して嚥下するという一連の食べる動きを経験させます。

7　ベビーフードの利用

離乳食用の製品として、便利で優れたベビーフードは、多種類市販されています。衛生的で携帯性に優れており、利用者は年々増加しています。ベビーフードの利点と留意点を図表5-9に示します。パッケージに表示されている月齢が乳児に適している場合であっても、与える前に一口食べてみて、味や固さを確認します。手づくりの離乳食と栄養バランスがよいよう組み合わせます。開封したものはできるだけ早く使い切るようにします。

[演習課題]

①哺乳びんの消毒について、薬液消毒法、煮沸消毒法、電子レンジ消毒法をそれぞれ試し、自分が保護者だったらどの消毒法を選ぶのか話し合ってみましょう。
②「児童福祉施設の設備及び運営に関する基準」の「第5章　保育所」について具体的な基準を確認し、子どもを保育するうえで最低基準を超えて、その設備と運営を向上させるには何が必要か、まわりの人と話し合ってみましょう。
③インターネットなどで過去に保育所で起こった食中毒の事例を調べてみましょう。まわりの人と事例をもち寄り、食中毒を防ぐためには何が必要だったのかを考えてみましょう。

レッスン6

幼児期の心身の発達と食生活

本レッスンでは、幼児期の生理的特徴を理解し、健全な発育のための食生活を理解しましょう。また、幼児期にみられる疾患、特徴的な食習慣、生活習慣について確認します。幼児期は、身体発育機能や精神機能は未熟であり環境に影響されやすいので、幼児の成長や発達に合わせた栄養量の確保や、食形態の供与が望まれます。

1. 幼児期の身体発育の特徴

　幼児期は、1歳から満6歳未満をいいます。実際には、満1歳から小学校入学までの約5年間の期間を指します。幼児期では、身体の発育が乳児期に比べて緩慢となりますが、運動機能や精神的な発達が著しい時期です。

1　身体の発育

　幼児期は、乳児期と比較して体重の増加は緩慢となり、1～2歳にかけては年間約2.5kg、2～5歳では約2kgとほぼ一定で推移します。身長の伸びは1～2歳にかけては年間約12cmですが、成長率は徐々に低下して、3歳から4歳までの1年間では約7cmの伸びになります。4歳時には、体重はおよそ出生時の5倍、身長はおよそ2倍になります。体重はそのときどきの食欲や健康状態により一時的に増減が表れやすいことから、比較的短期間内で発生した因子の影響を受けやすく、身長は、遺伝的条件、栄養や疾病などにより、比較的長い期間にわたって影響を受けます。

　臓器の発達では、心臓、肺、膵臓、脾臓といった主要臓器重量は体重とほぼ比例して増加します。体重比例型とは異なる重量変化を示す臓器が、脳と胸腺です。脳は、出生後3歳頃までに重量が急速に増加し、その後の重量変化は少なくなります。脳の重量は6歳頃で1,300gとなり、成人の90％ぐらいの重量になります。体とともに脳神経の発達が急激な乳幼児期に、その成長を妨げるように栄養が極端に不足したり、不足する期間がある一定を超えたりすると、回復や追いつくことのできない決定的損失や障害を残すことがあります。

→ 補足

幼児期について
1～2歳を幼児期前期、3～5歳を幼児期後期とよぶ。

→ 補足

体重・身長の増加の目安

		身長 （倍）	体重 （倍）
乳児期	出生時	50cm (1)	3kg (1)
	3か月		6kg (2)
幼児期	1歳	75cm (1.5)	9kg (3)
	2歳半		12kg (4)
	4歳	100cm (2)	15kg (5)
	5歳		18kg (6)

2 運動機能の発達

運動の発達には、頭尾方向、近遠方向などの方向性がみられます。頭部から始まり下肢のほうへ進んでいくこと、身体の中枢から末梢に向けて進むこと、**粗い運動から微細な運動**へと発達します。さらに**随意運動**の発達が進み、しだいに協調性、巧拙性が要求される運動が発達します。全身的な運動は3〜4歳で飛躍的に向上します。ひととおり基本的な運動を身につけることができるのは5歳頃です。

補足
運動機能の発達の目安
1歳……一人で立つ
1歳半……一人歩き
2歳……走る
3歳……片足立ち
4歳……片足跳び
5歳……スキップの完成

3 精神機能の発達

幼児期の精神発達の最も著しいのは知能・情緒面です。出生直後の乳児には、すでに興奮の情緒は存在します。次いで快、不快の区別がつき、それが快は喜びに、不快はしだいに恐れ、嫌悪へと分化していきます。快の情緒が優位になるような環境が望ましいです。

1歳頃から周囲のことに関心をもちはじめます。自我や社会性の発達もみられます。2歳頃には運動や言語の発達にともなって理解力が増大し、自分で何でもやりたがることから、反抗的な態度を示すことがありますが、3歳になるとほかの子どもとも一緒に遊べるように成長します。5歳頃には周囲の人や物に対し積極的に関わり、遊べる自主性が芽生え、相手の話を十分理解できるようになります。

4 口腔機能の発達

乳歯は、生後6〜7か月頃から生えはじめて、2歳半頃までに上下10本ずつ、合計20本の歯が生えそろいます。1歳から1歳半頃になると、乳中切歯、乳側切歯が生えそろい、約半数の子どもには咀嚼に関わる第一乳臼歯が生えます（図表6-1）。この頃には歯ぐきでかみつぶすことができるようになり、3歳頃までには第二乳臼歯が生え、食物をかみ砕く本格的な咀嚼が始まります。かみごたえのある食品を調理形態や調理方法を工夫しながら与え、食品の経験を広げることが望ましいでしょう。

咀嚼は、訓練により獲得される動作です。口唇、舌、下顎の咀嚼運動は、口腔構造の変化に合わせた咀嚼獲得に適した食物を与えるとともに発達していきます。

補足
咀嚼能力の臨界期
咀嚼能力の獲得には相対的臨界期があり、18〜24か月頃と考えられる。第一乳臼歯が生えそろうまでに咀嚼運動を獲得しないと、そのあとでは咀嚼の動作の発達が遅れる。

補足
摂食行動の発達の目安
1歳前半……コップを自分でもって飲む。
1歳後半……一人で食べようとする。片手でスプーンや茶碗が使える。
2歳……こぼさないで飲める。スプーンやフォークを使って上手に食べる。
3歳……箸を使って食事ができる。箸と茶碗を両手で使用できる。
4歳……箸を上手に使い完全に一人で食事ができる。

5 摂食行動の発達

幼児期に入ると、口腔・摂食機能の発達にともない、しだいに成人の食生活に移行します。1歳頃からしきりに手づかみ食べを試みるようになります。1歳半で、ある程度スプーンを操作するようになり、2歳で

図表6-1 乳歯、永久歯の生える年齢

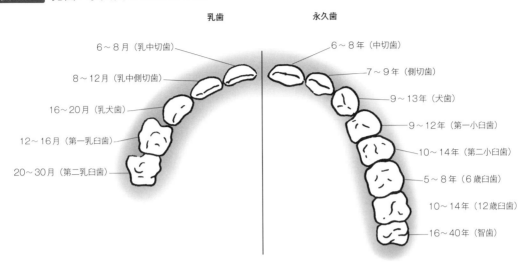

はスプーン・フォークで上手に食べられるようになり、この頃から箸も練習すれば操作可能となります。正しい箸の使い方の練習は、4歳以降のほうが身につきやすいとされています。手指の機能発達と摂食機能の発達があいまって食事行動が上達し、4歳頃では一人食べができるようになります。1歳半頃から食事マナーを理解しはじめ、3歳頃から集団での食事に関心をもつようになり、食事に社会的な意味が出てきます。

参照
正しい箸のもち方
→5章章末コラム

2. 幼児期の食事

　幼児は生活するための栄養に加えて、盛んな発育や活動のために多くの栄養素を必要とします。幼児の必要とする体重1kg当たりのエネルギーや各種栄養素量は、成人の2倍以上になります。また、幼児の消化器官は小さく、その機能は未熟です。感染に対する抵抗力も弱く、咀嚼機能が形成される時期でもあります。そのため、食事の提供には栄養面だけでなく、衛生面・形態面・精神面などを配慮する必要があります。

1　幼児期の食事摂取基準

　幼児期は、身体活動に必要なエネルギーに加えて、成長に要するエネルギーを余分に摂取する必要があります（図表6-2）。**エネルギー産生栄養素バランス***では、たんぱく質（13〜20％）、脂質（20〜30％）、炭水化物（50〜65％）としています。どの栄養素もバランスよく摂取し

＊用語解説
エネルギー産生栄養素バランス
エネルギーを産生する栄養素、すなわち、たんぱく質、脂質、炭水化物とそれらの構成成分が総エネルギー摂取量に占めるべき割合（％エネルギー）。生体で利用されるエネルギー値は、栄養素1g当たり糖質では4kcal、脂質では9kcal、たんぱく質では4kcalとなる。

図表6-2　1日のエネルギー摂取量

	1〜2歳		3〜5歳	
	男性	女性	男性	女性
参照体重（kg）	11.5	11.0	16.5	16.1
エネルギー（kcal/日）	950	900	1,300	1,250
たんぱく質（g/日）	20		25	
たんぱく質エネルギー比率（％）	13〜20			
脂肪エネルギー比率（％）	20〜30			
炭水化物エネルギー比率（％）	50〜65			
カルシウム（mg/日）	450	400	600	550
鉄（mg/日）	4.5		5.5	5.0

出典：厚生労働省「日本人の食事摂取基準（2015年版）」をもとに作成

ます。近年では、幼児も脂質をとりすぎる傾向にあります。脂肪エネルギー比率が増加すると肥満を招き、生活習慣病のリスクを高めることになるので、適切な量の脂質をとるように注意します。

2　食品構成

　1〜2歳児および3〜5歳児の食事摂取基準をもとに、食品構成（1日の食事の目安量）を示しました（図表6-3）。

3　献立の作成

　献立は、1〜2歳児、3〜5歳児の食品構成を目安に作成します。1日のエネルギーは、朝食・昼食・夕食をほぼ同量とし、間食を加えて1日に4〜5回に分けて摂取します。「授乳・離乳の支援ガイド」（厚生労働省）には、子ども（1歳）の食事量の目安について、**食事バランスガイド**を用いて示しており、成人（2,200kcal）と比較して主食、副菜、主菜をそれぞれ2分の1弱、果物2分の1程度の割合としています（図表6-4）。

参照
食事バランスガイド
→レッスン4

3．間食の意義と実践

1　間食の役割と必要性

　幼児期は体が小さいわりに多くの栄養素を必要としますが、幼児の消化器官の機能は未熟なうえ、胃容積は小さいので1回の食事で摂取できる量は少なくなります。1日に3度の食事だけでは必要な栄養量を摂取することが難しいため、食事で不足する栄養素を補給するのが**間食**です。

補足
間食について
「授乳・離乳の支援ガイド」（厚生労働省）では、「大人の食事で楽しく適度に摂取する『菓子類・嗜好飲料』は、離乳期を完了してから」としている。

図表6-3 食品構成（1日の食事の目安）

		1～2歳		3～5歳	
		1日量(g)	目安量	1日量(g)	目安量
主食	ご飯	80	子ども用茶碗軽く1杯	120	大人女性用茶碗1杯弱
	パン	45	8枚切り食パン1枚	60	6枚切り食パン1枚
	ゆでうどん	120	市販1/2玉強	180	市販約1玉
主菜	魚・肉類	70	魚1切れ弱 またはひき肉大さじ5杯	80	魚1切れ または薄切り肉2枚
	卵	30	鶏卵小1個弱	30	鶏卵小1個弱
	大豆製品	30	豆腐1/10丁 または納豆2/3パック	50	豆腐1/6丁 または納豆1パック
副菜	緑黄色野菜	100	ほうれんそう小2株、にんじん3切れ、ブロッコリー小1房	120	ほうれんそう小3株、にんじん3切れ、ブロッコリー小1房
	その他の野菜・果実	200	キャベツ1枚、かぶ1個、リンゴ1/2個	230	キャベツ1枚、かぶ1個、きゅうり1/4本、リンゴ1/2個
	いも類	30	じゃがいも1/3個	50	じゃがいも1/2個
乳・乳製品	牛乳・乳製品	300ml	牛乳1.5杯	200ml	牛乳1杯
調味料・油脂	砂糖	10	大さじ1杯	10	大さじ1杯
	植物油・バター	12	植物油として大さじ1杯弱	18	植物油として大さじ1.5杯弱

出典：新藤由喜子・菅原園・内田真理子他『発育期の食生活と栄養』学建書院、2008年をもとに作成

図表6-4 子どもの1日の食事量の目安

◆主食、副菜、主菜はそれぞれ1/2弱程度。
◆果物は1/2程度。

・まだ十分に咀嚼ができないので繊維質のかたい葉物や肉類などは控えて。薄味で。
・主菜として乳製品を使うこともできる。
＊牛乳は離乳の進行（完了）状況に応じて個別対応。牛乳を与えるのは1歳以降が望ましい。

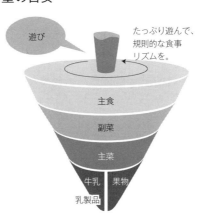

出典：厚生労働省「授乳・離乳の支援ガイド」2007年、56頁をもとに作成

間食には楽しみを満たす意味合いがあり、また、食への関心を深めるためにも重要です。栄養的には「食事の一部」であり、精神的には「心理的な楽しみを与えるもの」として、幼児の生活に不可欠なものです。

2 間食の分量と内容

1〜2歳児の間食は、総エネルギー量の10〜15％（100〜150kcal）、3〜5歳児の間食は15〜20％（200〜260kcal）程度です。食事でとりきれないものを選びます。小麦粉、卵、牛乳・乳製品を使った軽食や、いも、野菜を使った菓子類、果物など自然な味を生かしたものが望ましいでしょう。また、水分の多いものとして、牛乳、ヨーグルト、ゼリーなどが適しています。可能な限り手づくりを心がけましょう。あめやチョコレート、ケーキなどの洋菓子、清涼飲料水には糖分や脂肪分が多く含まれており、エネルギーは高くなるので、間食には適しません。

3 望ましい間食の与え方

1日の間食回数は、1〜2歳は午前と午後の2回、3〜5歳は午後の1回とし、食事にひびかないようにします。間食が多くなると、食事を十分に食べることができません。朝昼夕の3回の食事を規則的にして、間食を与える場合は食事の前に2〜3時間空くようにし、食事の食欲を減らさないように時間を決めましょう。

4. 幼児期の栄養上の問題点

養育者からみた子どもの食事で困っている行動を図表6-5に示しました。遊び食い、偏食、むら食いと続いています。子どもの食事で困っていることは年齢によって異なり、遊び食いやむら食いは、1歳後半から2歳にかけて高くなりますが、その後は低くなっていきます。偏食は1歳後半から徐々にその割合が高くなってきます。

1 遊び食い

幼児期の生活は遊びが主体であり、遊びを通して身体・精神の両面が成長・発達していきます。幼児が食器のなかの食べ物をかき回したり、食べ物を握る、落とす、投げるなど、また手にもって口に入れた食べ物を口から出したりする行動も、遊びのように受け止められやすいですが、このような行動により食べ物を確認して学習している過程と考えられま

参照
間食
→レッスン12

図表 6-5 年齢別　現在子どもの食事で困っていること

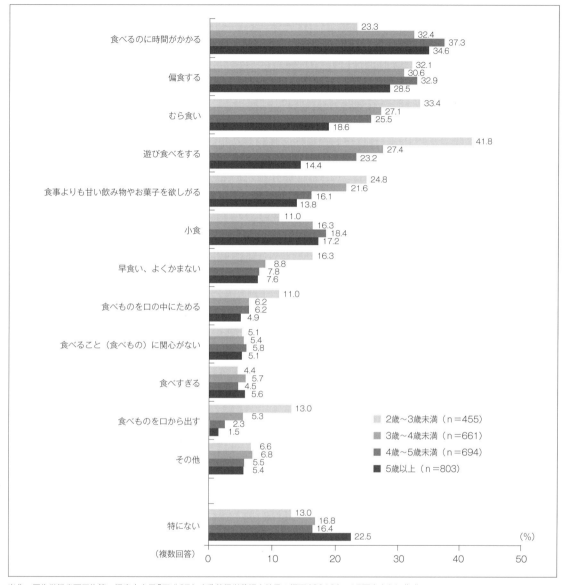

出典：厚生労働省雇用均等・児童家庭局「平成27年度乳幼児栄養調査結果の概要」2016年、15頁をもとに作成

す。

　3歳以降になるとこのような行為はしだいに減少し、集中して食事ができるようになり、まわりの人を意識して人と食事を楽しめるように落ち着いてきます。食事を散らかしてもいいように準備して、子ども自身が食事に参加できるようにするとよいでしょう。また、間食の与え方や運動量などを見直し、空腹感をもたせることが大切です。食事中はテレビを消し、見えるところにおもちゃを置かないなど環境にも留意し、子

どもが食事に集中できる環境づくりを心がけます。

2 偏食

はじめて見るものや口にするものを嫌うというのは動物の本能であり、乳幼児は食の経験が未熟なため、食べ慣れていない新しいものを嫌う傾向にあります。甘味はエネルギーの要求、塩味は体の塩類バランスを整える信号であり生まれつき好む味ですが、酸味や苦味は腐敗しているもの、毒物があるものと判断されるため、好まない傾向にあります。これらの食べ物を好きになるには、ある程度経験が必要となります。**偏食**[*]になるのは、幼児期に体験する食品の種類が単調であったり、いろいろな食品を味わう学習のチャンスが少なかったりして、適応できなかったことが一因です。幼児期は精神発達にともない、食事についても好き嫌いの感情をはっきりと表すようになります。

体験不足以外の偏食の原因としては、幼児の**アレルギー**や**う歯（むし歯）**といった身体的要因や、幼児が非常に神経質で新しい食品に挑戦することに消極的なケースなど、子ども側の要因もありますが、家族の食習慣や親の養育態度が深く関わっていることが多いことも明らかとなっています。幼児期はいろいろな食べ物を知り、味わうことで食習慣や味覚を形成していく大切な時期なので、極端な偏食にならないような配慮や指導が必要です。3歳頃までにできるだけ多くの食材を、できるだけ素材そのままの味で食べることを経験させましょう。

3 むら食い

大人も日によって食欲に波があるように、子どもの食欲も一定ではありません。乳児期に比べ幼児期では発育速度が緩慢になるため、体重当たりのエネルギー必要量は低下します。むら食いはこのような現象に対する調節作用ともいわれます。その子なりに順調に発育・発達し、元気であればさほど問題はありません。

4 よくかまない（咀嚼の問題）

幼児期は、咀嚼運動の基本が獲得され、口唇、舌、顎の運動やコントロールが自由自在になり、乳臼歯も生えることにより本格的な咀嚼練習期に入ります。咀嚼能力の感受期は離乳期に相当し、この時期に適切な咀嚼練習をすることは咀嚼能力の発達に欠かせない条件となります。離乳の開始が遅れたり、離乳の進め方が不適切であったりしてこの頃までに咀嚼能力が獲得できなかった場合は、3～4歳になっても咀嚼がうま

＊用語解説
偏食
ある特定の食品を嫌って食べなくなり、食べられる食品の幅が狭くなって定着してしまった場合をいう。幼児期で偏食の上位にあげられるのは、野菜類（76.0%）、肉（22.3%）、牛乳・乳製品（15.2%）の順である。

◆補足
咀嚼の発達経過
哺乳期（0～4か月）：「舌飲み」期
離乳期（5～6か月）：「口唇食べ」期
離乳期（7～8か月）：「舌食べ」期
離乳期（9～11か月）：「歯ぐき食べ」期
幼児期（1～3年）：「歯食べ」期

くできないことが多いです。離乳期につまずいている点を早く見つけ、やり直します。

かまない子どもには、本当に「かめない子」と「かもうとしない子」がいますが、前者はかむ能力が未発達の子であり、後者はかむ能力はあってもその気がない子どもです。大部分は後者で、かむのが下手で疲れやすいことが原因であることが多く、悪循環となっているようです。

嚥下の段階であまりかまないで「丸飲みする」「飲み込めない」子どももいます。咀嚼の発達不良で、かみ方が下手という素地のうえに起こる症状です。丸飲みする子どもは「舌食べ」段階に、飲み込めない子は「歯ぐき食べ」段階にある子どもが多いです。「丸飲み」は咀嚼発達がかなり不良であるのに食欲旺盛であることが、「飲み込めない」は咀嚼発達不良と食欲が少ないことが主要原因です。咀嚼の健全な発達のためには離乳食の適切な進め方が最も大切であり、その時期に十分な訓練を行い、よくかむ習慣を身につけるようにします。また、食べようとする意欲が、よくかむことの最も重要な動機となるため、食事が楽しいと思わせる環境づくりが重要となります。

5. 幼児期に起こりやすい疾患

1 低体重と過体重・肥満

やせは、消化吸収障害や代謝性疾患などの疾患のものと、摂取エネルギーが消費エネルギーよりも少ないために起こる場合があります。摂取エネルギー不足の原因には、偏食や小食、食欲不振などが考えられます。一方、肥満とは、体内に脂肪が過剰に蓄積された状態をいいますが、発育期には脂肪細胞の数も増加しやすくなります。

肥満の原因には、内分泌異常や中枢神経異常など疾患からくる**症候性肥満**と摂取エネルギーよりも消費エネルギーが少ないために起こる**単純性肥満**があります。小児肥満の大部分は単純性肥満ですが、年々増加傾向にあります。幼児期の肥満は学童肥満へ、さらに、成人肥満に移行しやすいことから、食事や運動など生活習慣を正す必要があります。

2 低栄養

必要な栄養素が不足すると、体重減少をはじめとしてさまざまな病的状態が引き起こされます。**カウプ指数***でやせすぎと評価された場合、成長曲線に合わせて低栄養を疑います。現在のわが国では、摂取不足に

参照
やせと肥満
→レッスン7、15

補足
小児のエネルギー摂取量の過不足の評価
小児のエネルギー摂取量の過不足の評価には、成長曲線（身体発育曲線）を用いる。体重や身長を計測し、成長曲線（身体発育曲線）のカーブに沿っているか、体重増加がみられず成長曲線から大きく外れていないか、成長曲線から大きく外れるような体重低下や増加がないかなど、成長の経過を縦断的に観察する。

用語解説
カウプ指数
3か月以降の乳幼児の発育状態を表す指数のこと。
計算式：体重（g）／（身長（cm））^{2} ×10

図表 6-6　水分必要量

年齢	乳児	1〜3歳	4〜6歳	7〜9歳	10〜12歳	13歳以上
ml/体重kg	150	120	100	75	70	50

よる低栄養（栄養失調）は少ないです。代表される栄養失調には、エネルギーとたんぱく質の量的・質的不足によって起こるマラスムスと、エネルギーはほぼ充足しているがたんぱく質が欠乏して起こるクワシオルコルがあります。幼児期の低栄養は、身体の発育に影響を及ぼすので注意が必要です。

3　脱水

　水分摂取の減少と水分喪失の増加、あるいは両者が合併した状態が小児の脱水症の原因となります。乳幼児の体構成成分のなかで水分の占める割合は多く、細胞外液量が多くなります。腎機能は未熟であり、老廃物などをろ過する糸球体は生後6か月頃、栄養素を再吸収する尿細管の機能は1歳半から2歳頃に成人の働きと同程度に発達します。乳幼児では水分や糖質のバランスが崩れやすく、脱水症を起こしやすくなります。原因として最も多いのが、下痢、嘔吐によるものです。

　脱水症の程度は、年長児で3％未満（軽症）、3〜9％（中等症）、9％以上（重症）となります。神経症状では意識障害は軽度ではみられませんが、中等度でうとうと、重度では意識がはっきりしない、異常興奮、けいれんなどがみられます。水分必要量は図表6-6に示す通りです。

4　う歯

　う歯は、歯の表面に付着した歯垢（プラーク）中の酸産生菌によって産生される有機酸により、歯の硬組織が脱灰＊する現象です。局所のpHが5.5以下になるとカルシウムが溶出し、むし歯が形成されます（図表6-7）。予防するには歯磨きを行って歯垢を取り除くことが重要です。また、歯磨きだけではなく、歯垢をつくるもととなる糖質（砂糖）の摂取を抑制することが大切です。規則正しい食事をとるとともに、だらだらと食べたり、飲んだりしないようにしましょう。

5　食物アレルギー

　食物アレルギーでは、原因食品を摂取したあと、30分以内で症状が出現するものは即時型、8〜24時間後に表れるものを遅延型といいます。鶏卵、牛乳、小麦が乳幼児の即時型アレルギーの主な原因物質です。

※用語解説
脱灰
歯からカルシウムなどのミネラルが溶け出すこと。

参照
食物アレルギー
→レッスン14

図表6-7 歯の表面で起こっていること

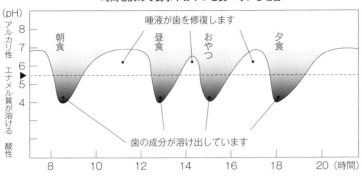

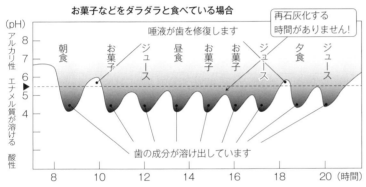

出典：茂木瑞穂「むし歯予防プログラム」『チャイルドヘルス』12(4)、2009年、36頁をもとに作成

その他、魚卵、ピーナッツ、果物もみられます。

「食品表示法」において**アナフィラキシーショック***を起こす危険性のあるアレルギー物質と規定されている「特定原材料」は7品目であり、「特定原材料名表示」が義務化されています。そのほかの20品目はアレルギー表示が推奨されています。

6. 幼児期の生活習慣の現状

1 生活習慣

規則的な生活を十分習慣づけて、**生体内リズム***を完成させることが重要です。就寝時刻、起床時刻を正し、十分な睡眠（1歳では12時間、幼児期では10～11時間）をとることが子どもの成長を促します。

朝食の欠食率が問題視されていますが、朝食の欠食は単に食事の問題ではなく、家庭での生活の基本が影響していることを示します。夜は早く寝て朝は早く起き、朝食をとるという生活リズムを習慣化させること

用語解説

アナフィラキシーショック

アレルゲンにより、短時間に複数臓器（全身性）にアレルギー症状が出ることをアナフィラキシーといい、血圧低下や意識障害などをともなう危険な状態をアナフィラキシーショックという。

用語解説

生体内リズム

生体は1日、1か月、あるいは1年というように、一定の周期による生理機能の変動をもっている。このリズムは脳内の視床下部にある視交叉上核で刻まれ、松果体で合成されるメラトニンにより全身の組織へと伝達させる。

が体調の変化を起こしにくく、体調を改善しやすいことから、生活習慣として重要です。

2 孤食

近年、子どもの**孤食***が問題視されています。一人での食事は、さびしさ、味気なさなどが強く、食欲がわきにくくなったり、栄養のバランスが低下したり、食べ方も自分本位となったりしがちで、早食いでの肥満にもつながりやすいと考えられます。できるだけ、家族そろって楽しくおいしく食事ができる環境づくりを心がけます。夕食時に家族がそろうことが不可能な場合には、家族が早起きを心がけ、朝食をとるなどの工夫が必要です。

3 楽しい食卓習慣

幼児期から楽しい食卓の経験を積み重ねることにより、楽しい食習慣が形成されます。3食を規則正しくとり、食卓が家族の心の交流の場として楽しい雰囲気があり、かつ献立は栄養のバランスがとれて変化に富むことが大切です。そして、楽しい食事であることが、子どもの安定した情緒の発達を促し、親子関係もこうした食事を通して構築されていきます。

> ✻ **用語解説**
> 孤食
> 子どもが一人で、または子どもたちだけで食事をとること。

7. 望ましい幼児食

1 幼児期の幼児食

幼児期に合わせた幼児食について図表6-8に示しました。また、1～1歳半は、手づかみ食べが重要視されています。食べ物を目で確かめて、手指でつかんで、口まで運び口に入れるという目と手と口の協調運動であり、摂食機能の発達のうえで重要な役割を担います。おにぎりなど、手づかみしやすい形態の食べ物を準備し、汚れてもいい環境をつくり、自分で食べる意欲を引き出すのが重要です（図表6-9）。

2 幼児期の育てたい"食べる力"

子どもに生きる力を身につけさせることを目標として、「食べること」が重要視されています。2005（平成17）年には「食育基本法」が制定され、厚生労働省、文部科学省、農林水産省などがそれぞれの立場から食育推進事業を展開してきました。乳幼児期の食育に関しては、「楽しく食べ

図表6-8　幼児期の幼児食

食の要点	区分	離乳食 9～11か月	幼児食 1～1歳半	幼児食 1歳頃	幼児食 2歳頃	幼児食 3～6歳
発達		はいはい	2本足歩行・手指を使う			自我の発達
生歯			前歯、第一乳臼歯		乳歯が生えそろう、第二乳臼歯	安定した時期
口腔機能発達段階			咬断期※・一口量学習期		乳臼歯咀嚼学習期	咀嚼機能成熟期
食具使用機能発達段階			食具使用学習開始期		食具使用学習期	食具使用成熟期
食べ方	手づかみ	遊び食べ、こぼす				
食べ方	スプーン				すくう、口などで食べる	
食べ方	フォーク					
食べ方	箸					
食品	形		手づかみしやすい形		スプーンやフォークで扱いやすいもの	
食品	大きさ	1cm角ぐらいの大きさ	前歯でかみきれる大きさ、平らで大きい		小さいもの、大きいものなどいろいろな大きさ	
食品	硬さ	歯ぐきでつぶせる	前歯でかみきれる大きさ、奥歯でつぶせる煮もの程度のもの		奥歯ですりつぶせるしんなり炒めもの程度	大人より少しやわらかめ
食品	香辛料・酸味	できるだけ控える	できるだけ控える		みりん、料理酒、ワインは火をよく通す	にんにく、しょうが、マスタードなども少量使って慣らす
食品	生もの	果物以外は控える	冷奴など 夏には衛生に気をつける		新鮮な刺身など	ローストビーフ、とろろいも、生野菜サラダなど
食品	油もの	お菓子などの油ものは控える	お菓子などの油ものはできるだけ控える		お菓子・動物性油脂・油はできるだけ控える	お菓子・動物性油脂・油はできるだけ控える
食品	冷たいもの	アイスクリーム	アイスキャンディ			
食品	味	甘味、塩分はごく薄味	マヨネーズ、ケチャップ、粉チーズ、はちみつ、カレー粉など		ウスターソース、しょうがなど	酢豚風、ポン酢、みつ葉などの香り野菜なども少しずつ
回数	主食	3	3		3	3
回数	おやつ	0	0～2		1～2	1
回数	母乳・ミルク(mL)牛乳など	300～400	フォローアップミルク、牛乳200～300		フォローアップミルク、牛乳200～300	フォローアップミルク、牛乳200～300
食生活		乳汁以外の食事	食への意欲・興味		食を楽しむ 味わう 比較する	残す、分ける、ためておく、ゆずる 食事のマナー 社会食べ
集団保育		保育者と一対一の介助・援助	一人ひとりの意欲中心に食事に取り組む		友達とともに楽しく食べる	健康教育、調理保育などを取り入れ食生活を豊かに

注：咬断期……歯でかみ切る時期。
出典：乳幼児食生活研究会『幼児と食生活』日本小児医事出版社、2010年を一部改変

図表6-9 手づかみ食べの支援のポイント

◆手づかみ食べのできる食事に
- ご飯をおにぎりに、野菜類の切り方を大きめにするなどメニューに工夫を。
- 前歯を使って自分なりの一口量をかみとる練習を。
- 食べ物は子ども用のお皿に、汁物は少量入れたものを用意。

◆汚れてもいい環境を
- エプロンをつけたり、テーブルの下に新聞紙やビニールシートを敷くなど、後片づけがしやすいように準備して。

◆食べる意欲を尊重して
- 食事は食べさせるものではなく、子ども自身が食べるものであることを認識して、子どもの食べるペースを大切に。
- 自発的に食べる行動を起こさせるには、食事時間に空腹を感じていることが基本。たっぷり遊んで、規則的な食事リズムを。

出典：厚生労働省「授乳・離乳の支援ガイド」2007年をもとに作成

図表6-10 「楽しく食べる子ども」に成長するための子どもの目標の姿

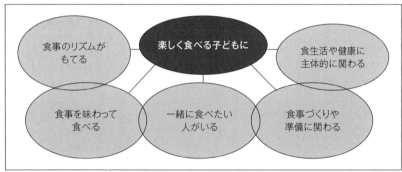

出典：厚生労働省雇用均等・児童家庭局「楽しく食べる子どもに——食からはじまる健やかガイド『食を通じた子どもの健全育成（——いわゆる『食育』の視点から）のあり方に関する検討会』報告書」2004年をもとに作成

▶出典
†1 厚生労働省雇用均等・児童家庭局「楽しく食べる子どもに——食からはじまる健やかガイド『食を通じた子どもの健全育成（——いわゆる『食育』の視点から）のあり方に関する検討会』報告書」2004年

る子どもに——食からはじまる健やかガイド†1」がまとめられました。

子どもが食に関する幅広い関わりのなかで成長し、「楽しく食べる子ども」になっていくことを目指して、子どもの目標の姿として5項目（図表6-10）をあげています。具体的な子どもの目標の姿は、次の通りです。

- ●食事のリズムがもてる子どもになるには、空腹感や食欲を感じ、それを適切に満たす心地よさを経験することが重要です。生活全体との関わりが大きいので、家庭、保育所、幼稚園、学校、塾など、子どもが食事時間を過ごしたり、その可能性のある機関が連携して環境を整える必要あります。
- ●食事を味わって食べる子どもになるには、離乳期からいろいろな食品に親しみ、見て、触って、自分で食べようとする意

欲を大切に、味覚など五感を使っておいしさの発見を繰り返す経験が重要です。
- 一緒に食べたい人がいる子どもになるには、家族や仲間などとの和やかな食事を経験することにより、安心感や信頼感を深めていくことが重要です。安心感や信頼感をもつことで、人や社会との関わりを広げていくことができます。
- 食事づくりや準備に関わる子どもになるには、子どものまわりに食事づくりに関わる魅力的な活動を増やし、ときには家族や仲間のためにつくったり準備したりすることで満足感や達成感を得る経験も必要です。
- 食生活や健康に主体的に関わる子どもになるには、幼児期から食事づくりや食事場面だけでなく、遊びや絵本などを通して食べ物や身体のことを話題にする経験を増やし、思春期には自分の身体や健康を大切にする態度を身につけ、食に関する活動への参加など情報のアンテナを社会に広げるようにします。

これらの目標とする子どもの姿は、それぞれに独立したものではなく、関連し合うものであり、それらが統合されて一人の子どもとして成長していくことを目標とします。

このガイドでは、乳幼児期から思春期を通して、発育・発達過程に応じて育てたい"食べる力"を育むために、発育・発達過程に関わる主な特徴に応じて、具体的にどのような"食べる力"を育んでいけばよいのかがまとめられています。幼児期は、睡眠、食事、遊びといった活動にメリハリが出てくるので、一生を通じての食事リズムの基礎をつくる重要な時期になります。また、活動範囲が少しずつ広がり、好奇心も強くなってくるので、食への興味や関心がもてるように、食べる意欲を大切にして、食の体験を広げていくことが大切です（図表6-11）。

図表6-11 幼児期 ── 食べる意欲を大切に、食の体験を広げよう

○おなかがすくリズムがもてる
○食べたいもの、好きなものが増える
○家族や仲間と一緒に食べる楽しさを味わう
○栽培、収穫、調理を通して、食べ物に触れはじめる
○食べ物や身体のことを話題にする

出典：図表6-10と同じ

|演|習|課|題|

①幼児期は発育や活動のために多くの栄養素を必要としますが、3度の食事だけでは必要な栄養量を摂取することが難しくなります。間食の必要性について調べてみましょう。

②市販の菓子類を調べ、3歳児に適しているもの、適していないものを選び、その理由を考えましょう。

③偏食の理由と指導法を話し合ってみましょう。

レッスン**7**

学童期、思春期の心身の発達と食生活

本レッスンでは、学童期、思春期の心身の発達と食生活について学びます。学童期から思春期にかけては、第二次発育急進期を迎え、第二次性徴が現れ、人生で最も身体の変化が大きい時期です。この時期に正しい食習慣を身につけておくことは、大人になってからの健康を維持するためにもとても重要になります。

1. 学童期、思春期の身体の発育の特徴

1 学童期、思春期とは

一般に、学童期は6歳から12歳までの小学校に通う6年間を指します。学童期は前半と後半に区分されます。学童期後半から急激な成長を遂げる**第二次発育急進期***に入り、**第二次性徴***が現れます。明らかな区分はないですが、第二次性徴が現れはじめて完了するまでの時期を一般に思春期とよびます。

2 学童期前半

学童期前半は、幼児期から引き続いて起こる比較的穏やかな成長がみられる時期であり、年間に身長が5〜6cm、体重が約3kgずつ増加します。6歳頃から乳歯の永久歯への生え替わりもみられます。

3 学童期後半〜思春期

学童期後半から身長、体重ともに急激に増加しはじめる第二次発育急進期に入ります。女子が男子に先行して発育急進期を迎えるため、学童期後半の10歳から11歳頃では一時的に女子の身長が男子の身長を上回る現象がみられます（図表7-1）。また、第二次性徴が現れるため、男女の特徴がより顕著になります。体型は、男児では筋肉量が増加し骨格が大きくなり、女児では体脂肪が増加し丸みを帯びた体つきになります。

＊用語解説

発育急進期
身長や体重が急激に増加する時期。特に発育のスピードが速くなる時期を発育スパートともいう。第一次発育急進期は出生後の一年間の時期であり、第二次発育急進期は思春期の頃である。

第二次性徴
男女それぞれの性ホルモンによってもたらされる体の変化であり、生殖器官の発達など生理学的な機能面においても変化が生じる。

図表 7-1 年齢別身長・体重の平均値

	身長（cm）		体重（kg）	
	男子	女子	男子	女子
6（歳）	116.5	115.5	21.4	20.9
7（歳）	122.5	121.5	24.0	23.5
8（歳）	128.1	127.2	27.2	26.4
9（歳）	133.6	133.4	30.6	29.8
10（歳）	138.8	140.2	34.0	34.0
11（歳）	145.2	146.8	38.4	39.0
12（歳）	152.7	151.9	44.0	43.7
13（歳）	159.9	154.8	48.8	47.2
14（歳）	165.2	156.5	53.9	50.0
15（歳）	168.3	157.1	58.7	51.7
16（歳）	169.9	157.5	60.5	52.6
17（歳）	170.7	157.8	62.5	52.9

出典：文部科学省「平成28年度学校保健統計調査」を一部抜粋

2. 学童期、思春期の精神の発達の特徴

1 学童期前半

　学童期前半の精神は、個人差が大きいものの、著しく発達します。情緒を豊かに表現でき、また、感情を抑えることができるようになります。同時に自我の発達がみられ、自分は自分であるという意識をもてるようになります。小学校に通うことにより、交友関係がより広くなることから、社会性も発達し、協調性も養われます。知的な能力も発達するため、理論的に物事を考え表現できるようになります。

2 学童期後半～思春期

　学童期後半以降は、特に自我の発達がめざましく、自己主張が強くなり、それが時には反抗といった態度として現れます。親への依存したい気持ちと、自立したい気持ちとが混じり合った複雑な精神・心理状態を示します。その他、第二次性徴にともなって性心理が発達します。急激な身体の成長と精神発達とのアンバランスや異性への感情、友人との関係、家族との関係、勉強、自分の容姿への強い関心などさまざまな要因で悩みを抱え、情緒不安定に陥りやすくなります。

　このように、この時期の子どもはとても複雑かつ不安定な精神状態を示すため、それが拒食ややけ食いなどの問題のある食行動を招くことに

図表7-2 痩身傾向児の出現率（％）

	男子		女子	
	平成28年度	平成27年度	平成28年度	平成27年度
6（歳）	0.45	0.41	0.40	0.48
7（歳）	0.41	0.47	0.64	0.53
8（歳）	1.16	0.79	1.07	0.98
9（歳）	1.48	1.60	1.86	2.02
10（歳）	2.49	2.81	2.99	2.71
11（歳）	2.94	3.18	2.99	2.97
12（歳）	2.75	2.72	4.29	4.33
13（歳）	2.04	1.80	3.47	3.49
14（歳）	1.84	1.72	2.67	2.93
15（歳）	3.07	2.62	2.30	2.40
16（歳）	2.25	2.18	1.84	1.96
17（歳）	2.21	2.07	1.51	1.57

出典：図表7-1と同じ

もつながります。

3. 学童期、思春期の食生活の問題点

1 やせ

　痩身傾向児の出現率（図表7-2）をみると、特に学童期後半から思春期にかけての女子において高くなっていて、「やせ志向」にともなうダイエット（減量）が問題となっています。決して太っているわけではないのに、自分の体型に対するゆがんだイメージが、必要のないダイエットを行うことにつながります。自分は太っている、やせなければいけないという強迫観念が強すぎる場合には、**神経性食欲不振症**[*]の発症につながることが懸念されます。

　この時期は、急激な成長にともない、必要なエネルギー、栄養素が増大する時期です。よって、この時期のエネルギーや栄養素の不足は、正常な成長発育の妨げとなります。カルシウムの摂取不足は成人期から高齢期の骨粗鬆症の発症にもつながります。エネルギー摂取が大幅に不足すると、体重や体脂肪の増加の妨げとなり、女子では初潮の発来が遅れる、もしくは初潮が発来しないなどの性成熟へも支障をきたすことになります。将来の妊娠・出産へ悪影響を及ぼすことにもなり、次世代の健康問題へとつながってしまいます。

　学童期、思春期におけるやせを予防するためには、子ども自身や周囲

[*] 用語解説
神経性食欲不振症
拒食症ともよばれ、極端な少食や過剰な身体活動、食後の自己誘発性の嘔吐など体重を低く保つ行動がみられる。

図表 7-3 肥満傾向児の出現率（％）

	男子		女子	
	平成28年度	平成27年度	平成28年度	平成27年度
6（歳）	4.35	3.74	4.24	3.93
7（歳）	5.74	5.24	5.18	5.00
8（歳）	7.65	6.70	6.63	6.31
9（歳）	9.41	8.93	7.17	6.99
10（歳）	10.01	9.77	7.86	7.42
11（歳）	10.08	9.87	8.31	7.92
12（歳）	10.42	9.87	8.57	8.36
13（歳）	8.28	8.37	7.46	7.69
14（歳）	8.04	7.94	7.70	7.14
15（歳）	10.95	11.34	8.46	7.82
16（歳）	9.43	9.21	7.36	7.48
17（歳）	10.64	10.22	7.95	7.75

出典：図表7－1と同じ

の大人がやせで起こる健康障害をきちんと認識することが大切です。また、極端な「やせ志向」によるダイエットが原因としてある場合には、ゆがんだボディイメージの是正や、社会全体としてやせすぎていることがよくないことであるという認識を共有することが大切です。

2 肥満

参照
肥満
→レッスン6

　学童期や思春期は、食事量が増える時期ではありますが、身体活動量に見合わない食事量の増加は**肥満**を引き起こします（図表7-3）。スーパーやコンビニなど、いつどこでも食糧を調達しやすい環境が整っている一方で、子どもの屋外での遊びの減少やテレビやパソコン、携帯電話のゲームなど、室内遊びが増加しています。そのため、相対的に身体活動量が減少し、エネルギーバランスが過剰になりやすい環境にあります。近年、生活習慣病発症の低年齢化が問題となっていますが、学童期や思春期における肥満はその素地をつくってしまうことになります。

　学童期、思春期における肥満の解消のために、時には食事制限により摂取エネルギー量を減少させることも必要になります。ただし、成長の妨げとならないよう食事量は維持して、まず身体活動量を増加させ、消費エネルギー量を増やすことに重点を置くことが大切です。

3 孤食

　女性の社会進出にともなって、共働き世帯が増加したことや子どもが塾や習い事に通うことなどにより忙しくなったことで、家族との生活時

間にずれが生じ、子どもだけで食事をとるような**孤食**が増加しています。孤食は、子どもが自分の好きなものだけを食べたりすることによって好き嫌いが強まったり、偏食になったり、栄養素摂取バランスを乱すことにつながります。また、1人で食べる孤食は、きちんと規律を守ったりする能力やコミュニケーション能力が培われないなど、社会性を養うことにおいても悪影響をきたします。家族での食事は食教育の場として非常に重要な役割を果たすため、できる限り子どもと一緒に食卓を囲むことが大切です。

|参照|
孤食
→レッスン12

4 不規則な食習慣

学童期は食習慣の完成期であり、正しい食習慣を身につける必要があります。本来、学童期から思春期にかけては、学校生活にともない、比較的規則正しい生活習慣を形成しやすい時期です。しかし、ライフスタイルの多様化にともない、夜更かしによる睡眠不足や夜間における多食、朝食の欠食などの不適切なライフスタイルが形成されることも懸念されます。

そうしたことから、文部科学省において、2006(平成18)年度から「早寝早起き朝ごはん」運動の励行を始めました。これは、家庭における食事、睡眠などの乱れを個々の家庭や子どもの問題として見過ごすことなく、社会全体の問題として、子どもたちの基本的な生活習慣を確立させ、生活リズムの向上を図るために、それらを目的とした取り組みを推進するものです。「**早寝・早起き・朝ごはん**」という適切なライフスタイルが維持できるよう生活リズム全体を規則正しく保つ必要があります。

|参照|
早寝・早起き・朝ごはん
→レッスン2

4. 学童期、思春期の望ましい食生活

学童期、思春期は成長期であるため、身体活動にともなう分に加えて、成長のためのエネルギー、栄養素の十分な摂取が不可欠となります。学童期後半から思春期にかけての第二次発育急進期に入る時期は特にエネルギー、栄養素の必要量も多くなり、その量は人生で最大となります。しかし、単にたくさん食べるのではなく、**過不足のない、バランスのとれた食事を規則正しくとる**ことが必要です。そして、学童期は食習慣の完成期でもあるため、それを適切な食習慣として身につけることが大切です。

> [参照]
> 推定エネルギー必要量
> →巻末資料

1 エネルギー

成長期であるため、身体活動によって消費するエネルギーに加えて、成長の分を加味する必要があります。

2 脂質

脂質は、十分なエネルギー摂取を確保するためには非常に重要な栄養素です。「日本人の食事摂取基準（2015年版）」によると、脂質の摂取は総エネルギーの20～30％が望ましいとされています。しかし、近年の日本人においてはとりすぎている傾向がみられるため、適正な量の摂取を心がける必要があります。また、その際には、飽和脂肪酸とn-6系およびn-3系脂肪酸などの脂質の「質」も適正に摂取する必要があります。

> [参照]
> たんぱく質の食事摂取基準
> →巻末資料

3 たんぱく質

成長発育のために、この時期の**たんぱく質**の摂取は特に重要になります。たんぱく質は、筋肉や血液をつくるもととなる大事な栄養素です。男子は**筋肉**が増大する時期で、女子は初潮を迎えることから、**貧血**の発症頻度が高くなる時期です。そのため、たんぱく質が不足しないよう十分に肉、魚、卵、大豆・大豆製品、乳・乳製品など、たんぱく質の多い食品を摂取する必要があります。

4 ビタミン、ミネラル

成長発育にともなう組織や器官の発達や、エネルギー摂取量の増加にともなって、ビタミンやミネラルの必要量は高くなります。特に、エネルギー代謝に関わる**ビタミンB群**や、細胞の増殖に関わる**ビタミンA**、結合組織の合成に関わる**ビタミンC**、骨代謝に関わる**ビタミンD**などのビタミンを意識して摂取する必要があります。

ミネラルでは、**カルシウム**と**鉄**が不足しやすくなります。骨の主成分であるカルシウムの体内への蓄積は、学童期から思春期にかけて最大となります。その後、第二次発育急進期が完了してさらに数年後（20～30代）に骨量が最大となり、その後は年々減少します。骨量の最大値をピークボーンマスといいますが、このピークボーンマスをなるべく高く保っておくことが高齢期における骨粗鬆症予防においても大切です。そのため、特に成長期におけるカルシウムの摂取は一生を通しての骨の健康維持のために重要になります。鉄は、貧血予防のために必要です。カルシウムも鉄も、食事から十分な摂取を心がける必要があります。

これらのビタミン、ミネラルについては、サプリメントからの摂取も選択肢としてありますが、それらはあくまで栄養補助食品であり、通常食品からの摂取が基本となります。特に学童期、思春期は正しい食習慣を形成する時期ですので、サプリメントに頼るのではなく、食事から十分な栄養素をとれるように正しい食事バランスのあり方を身につけることが大切です。

5 食事バランスガイドの活用

「**食事バランスガイド**†1」は、1日に「何を」「どれだけ」食べたらよいかをコマをイメージしたイラストで示したものです。健康で豊かな食生活の実現を目的に策定された「**食生活指針**†2」を具体的に行動に結びつけるツールとして考えられました。子どもからお年寄りまで誰でもわかりやすく食事のバランスを知ることができます。この食事バランスガイドを学童期、思春期の子どもが食事管理に活用することは、子どもが自分で食事の量やバランスを考える力を身につける手助けとなります。

参照
食事バランスガイド
→レッスン4

出典
†1 厚生労働省・農林水産省「食事バランスガイド」2005年

†2 文部省・厚生省・農林水産省「食生活指針」2000年

6 学校給食

学校給食は、元来は貧困家庭児へ昼食を提供するためのものであり、エネルギー・栄養不足の解消が目的でした。しかし、近年は、児童、生徒の健康管理および栄養教育のための媒体として重要な役割を果たすことが期待されています。

1954（昭和29）年に制定された「**学校給食法**」には、学校給食の目標として以下の7つを掲げています。

第2条　学校給食を実施するに当たつては、義務教育諸学校における教育の目的を実現するために、次に掲げる目標が達成されるよう努めなければならない。
一　適切な栄養の摂取による健康の保持増進を図ること。
二　日常生活における食事について正しい理解を深め、健全な食生活を営むことができる判断力を培い、及び望ましい食習慣を養うこと。
三　学校生活を豊かにし、明るい社交性及び協同の精神を養うこと。
四　食生活が自然の恩恵の上に成り立つものであることについての理解を深め、生命及び自然を尊重する精神並びに環境の

> 保全に寄与する態度を養うこと。
> 五　食生活が食にかかわる人々の様々な活動に支えられていることについての理解を深め、勤労を重んずる態度を養うこと。
> 六　我が国や各地域の優れた伝統的な食文化についての理解を深めること。
> 七　食料の生産、流通及び消費について、正しい理解に導くこと。

「学校給食摂取基準」（図表7-4）は、児童および生徒の健康の増進および食育の推進を図るために栄養量を算出したものです。この基準では、学校給食において、カルシウムは1日の推奨量の50％程度と1日の3分の1を超える量を摂取することを目標としています。このように、学校給食以外での食事で不足しやすい栄養素については、多めに摂取できるように考慮されています。

図表7-4　児童又は生徒一人一回当たりの学校給食摂取基準

区分	基準値			
	児童（6歳～7歳）の場合	児童（8歳～9歳）の場合	児童（10歳～11歳）の場合	生徒（12歳～14歳）の場合
エネルギー（kcal）	530	640	750	820
たんぱく質（g） 範囲※	20 16～26	24 18～32	28 22～38	30 25～40
脂質（％）	学校給食による摂取エネルギー全体の25～30％			
ナトリウム（食塩相当量）（g）	2未満	2.5未満	2.5未満	3未満
カルシウム（mg）	300	350	400	450
鉄（mg）	2	3	4	4
ビタミンA（μgRE）	150	170	200	300
ビタミンB_1（mg）	0.3	0.4	0.5	0.5
ビタミンB_2（mg）	0.4	0.4	0.5	0.6
ビタミンC（mg）	20	20	25	35
食物繊維（g）	4	5	6	6.5

1　表に掲げるもののほか、次に掲げるものについてもそれぞれ示した摂取について配慮すること。
　　マグネシウム……児童（6歳～7歳）70mg、児童（8歳～9歳）80mg、児童（10歳～11歳）110mg、生徒（12歳～14歳）140mg
　　亜鉛……児童（6歳～7歳）2mg、児童（8歳～9歳）2mg、児童（10歳～11歳）3mg、生徒（12歳～14歳）3mg
2　この摂取基準は、全国的な平均値を示したものであるから、適用に当たっては、個々の健康及び生活活動等の実態並びに地域の実情等に十分配慮し、弾力的に運用すること。
注：範囲……示した値の内に納めることが望ましい範囲
出典：文部科学省「学校給食実施基準（2013年一部改正版）」2013年をもとに作成

演習課題

①成長のための鉄の需要の増大と女子では月経開始にともない貧血のリスクが高くなります。貧血予防に特に重要な鉄分摂取について、どんな食品に鉄が多く含まれているかを調べて、具体的にどのような食品、メニューで摂取するとよいかを考えてみましょう。

②「やせ志向」にともなう急激なダイエット（減量）は神経性食欲不振症（拒食症）の原因となります。これを予防するために、まわりの人ができることを皆で話し合ってみましょう。

③小学校の給食ではどのようなメニューが提供されているかを調べてみましょう。そして、特にどのような食材が多く使われているか、それはなぜ多く使われているかを考えてみましょう。

参考文献

レッスン5
板橋家頭夫編著　『最新！新生児栄養管理ステップアップブック』　メディカ出版　2008年
大谷貴美子編　『よくわかる小児栄養』　ミネルヴァ書房　2008年
小川雄二編著　『子どもの食と栄養演習』　建帛社　2015年
厚生労働省雇用均等・児童家庭局　「妊産婦のための食生活指針」　2006年
厚生労働省雇用均等・児童家庭局　「授乳・離乳の支援ガイド」　2007年
進藤容子編著　『子どもの食と栄養——食を大事にするきもちを育む』　あいり出版　2012年
田中敬子・爲房恭子編　『応用栄養学（第2版）』　朝倉書店　2017年
林淳三編　『セミナー子どもの食と栄養』　建帛社　2011年
菱田明・佐々木敏監修　「日本人の食事摂取基準（2015年版）」　第一出版　2014年

レッスン6
海老澤元宏他　「食物アレルギーの診療の手引き2014」　2014年
大谷貴美子編　『よくわかる小児栄養』　ミネルヴァ書房　2008年
厚生労働省雇用均等・児童家庭局　「授乳・離乳の支援ガイド」　2007年
厚生労働省雇用均等・児童家庭局　「楽しく食べる子どもに——食からはじまる健やかガイド『食を通じた子どもの健全育成（——いわゆる『食育』の視点から）のあり方に関する検討会』報告書」　2004年
新藤由喜子・菅野園・内田真理子他　『発育期の食生活と栄養』　学建書院　2005年
田中敬子・爲房恭子編　『応用栄養学（第2版）』　朝倉書店　2017年
堤ちはる・土井正子　『子育て・子持ちを支援する小児栄養』　萌文書林　2009年
東京都福祉保健局　「東京都幼児向け食事バランスガイド指導マニュアル」　2006年
二木武他　『小児の発達栄養行動』　医歯薬出版　2003年
乳幼児食生活研究会　『幼児の食生活——その基本と実際』　日本小児医事出版社　2010年
菱田明・佐々木敏監修　「日本人の食事摂取基準（2015年版）」　第一出版　2014年

レッスン7
厚生労働省・農林水産省　「食事バランスガイド」　2005年
田中敬子・爲房恭子編　『応用栄養学（第2版）』　朝倉書店　2017年

菱田明・佐々木敏監修　「日本人の食事摂取基準（2015年版）」　第一出版　2014年
文部科学省　「学校給食実施基準（2013年一部改正版）」　2013年
文部科学省　「『早寝早起き朝ごはん』国民運動の推進について」　2006年
文部科学省　「平成28年度 学校保健統計調査」　2017年
文部省・厚生省・農林水産省　「食生活指針」　2000年

おすすめの1冊

野田康子　『ママも安心赤ちゃんのごはん――アレルギーの悩みも解消』　芽ばえ社　2015年
本文ではアレルギーについて詳細に述べることができなかったので、補足の1冊としておすすめである。アレルギーが起きやすい食品についてはもちろん、子どもの個性に応じた離乳食の進め方や食べさせ方まで、平易な文章でわかりやすく書かれている。

■ 64ページ・母乳から離乳食へ移行する過程での援助事例

参照レッスン レッスン5 胎児期、乳児期の授乳・離乳の意義と食生活 6 離乳の意義と食生活

家族構成：母親（20代前半）、父親（20代後半）、本児（5か月）
事例の背景：母親はRくんが生後2か月から復職しました。10時から16時までの時短勤務です。A保育士の勤務する保育園では、保護者と連絡ノートを毎日交わすことで園での様子、家庭での様子を情報交換しています。しかし、A保育士は、Rくんの母親が記載する連絡ノートの内容が、最初の頃に比べて、徐々に減っていることが気になっていました。

インテーク

生後3か月までは家庭での様子、興味のあるおもちゃ、授乳回数などが詳細に記載されていました。しかし、生後4か月を過ぎたあたりから家庭での様子をほとんど記載しなくなり、記載が必須である朝の体温も抜けることがありました。園では1か月ごとに身長、体重測定を行っていますが、この1か月でRくんの体重は増えていませんでした。また、そろそろ離乳食を始める月齢ではありますが、まだ支えてやっても座れない状況です。そこでA保育士は、降園時に母親にRくんの体重が増えておらず、お座りがうまくできていないことを伝え、家庭での様子はどうか尋ねました。母親は「母乳を飲ませているし、園でも母乳が飲めるように冷凍母乳も届けているのに、どうして体重が増えないんでしょうか」と困惑し、涙ぐむ様子がみられました。

アセスメント

母親がA保育士に語ったことから、母親を取り巻く以下の状況が把握されました。
○母親は忙しくて食事もままならず、十分に食べていない。一日一食になることもある。
○父親は仕事でほぼ毎日帰宅が深夜になる。日曜はいくらか手伝うものの、平日の育児、家事はすべて母親が行っている。実母・義母ともに健在だが、いずれも遠方に在住で頼れない状況である。
○母親は外食やスーパーで売っている総菜などを購入することに抵抗をもっている。手づくりの食事へのこだわりが強い。

プランニング

母親が語る家庭の状況を傾聴し、状況を整理するなかで、以下の2つのニーズが明らかになりました。
○母親は食事も十分にとれないほど忙しく、疲れている。
○Rくんの体重を増やすためにできることをしたい。

A保育士は、母親の負担を減らしつつ、Rくんの成長を促すにはどうしたらよいか一緒に考えてみませんかと投げかけました。これに同意し、具体的な方法を話し合うことになりました。話し合いのなかで、仕事量を減らして負担を軽くしてはとA保育士が提案しましたが、「職場には無理をいって時短勤務をさせてもらっているので、これ以上は難しいです」との返答でした。そこでA保育士は、母親の疲労は母乳の泌乳量を減らしてしまうこと、お母さんが食べたものが母乳になるのでお母さんが食べないと栄養豊富な母乳が出ないことを話しました。そのうえで、「保育時間の延長」と「外食や総菜の利用」を提案しました。

母親は、外食や総菜の利用には最初抵抗を示しましたが、Rくんのためならと納得してもらえた様子でした。

第3章 子どもの発育・発達と食生活

インターベンション

　母親は保育時間を現在の9時～17時から9時～18時に変更しました。仕事を終えてRくんを保育園に迎えに行くまでに1時間の余裕があるので、その時間で自分のしたいことをしたり、夕食の買い出しをしてもらったりすることになりました。A保育士は主任保育士とこれまでの情報を共有し、母親とRくんの様子を見守ることにしました。

　1か月後、Rくんの体重が増加しました。A保育士はその日の降園時に早速、母親に体重が増えたことを伝えたところ、母親はとても喜びました。次の日の連絡帳には体重が増えて安心したこと、Rくんが元気に育つにはまず母親の自分がしっかり食べなくてはいけないことがわかったと書かれていました。A保育士は主任保育士とRくんとその母親の変化を会議で話し合い、連絡帳にみられる些細な変化（文章が減る、記入漏れがある）からRくん本人だけでなく母親の様子、家庭の様子まで推測できることを確認し合いました。

エバリュエーション

　Rくんは生後6か月になり、体重が増えてお座りができるようになったことで離乳食を始められるようになりました。母親がRくんを迎えに来た際に、A保育士が「Rくん、体重が増えてきてよかったですね」と声をかけると、笑顔で「はい！」と答え、疲れた表情が目立った1か月前に比べると表情がイキイキしているように感じられました。そこで、A保育士は「Rくんを見ていると、離乳食がそろそろ始められそうだなと思うのですが、どうされますか？」と投げかけました。母親は「離乳食は手づくりでしたいのですが、それがまたプレッシャーになりそうで……」と少し心配な様子でした。そこで、「園の栄養士に相談することもできますよ」と伝えたところ、「まずは自分で始めてみて、困ったらまた相談させてください」との返答でした。母親が要望したとき、または要望がなくともRくんと母親の様子をみて必要と判断したときには栄養士との相談の機会を設ける予定です。

　今後は毎日の連絡帳のやりとりが中心になります。些細な変化に気がつけるよう連絡帳を熟読し、Rくんと母親の表情を確認することをA保育士は心がけています。

【保育者の気付きと理解】
＊連絡帳にみられる些細な変化（文章が減る、記入漏れがあるなど）から、子ども本人だけでなく母親の様子、家庭の様子まで推測できることが改めて確認できました。
＊些細な変化に気がつけるよう連絡帳を熟読するだけではなく、合わせて子どもと母親の表情を確認することを心がけることが大切だと確認できました。
＊離乳食に関して、相談や要望がなくても、子どもと母親の様子を注意深く見て、必要だと判断したときには、栄養士との相談の機会を設けたいと考えています。

第4章

食育の基本と内容

本章では、食育について学んでいきます。
食育とは何か、保育所で行われる食育の内容やその進め方、関係機関との連携について理解することで、保育士としてどのような点に気をつけて食育を進めていけばよいかを学習していきます。

レッスン8	保育所における食育
レッスン9	食育の内容と計画および評価
レッスン10	地域の関係機関や職員間の連携
レッスン11	食生活指導および食を通した保護者への支援

レッスン 8

保育所における食育

本レッスンでは、「食育」とは何かということについて、保育所における食育の実践例を通して学びます。保育所・保育士に求められる食育とは、どのようなものか理解しましょう。また、実践例を参考にしながら、保育所や保育士に求められる食育について考えてみましょう。

1. 食育とは何か

「食育」とは何でしょうか。食育という言葉はさまざまな場面で使われるようになり、みなさんも一度は聞いたことがあるでしょう。食育は、生きるうえでの基本であって、知育・徳育・体育の基礎となるものであり、さまざまな経験を通じて「食」に関する知識と「食」を選択する力を習得し、健全な食生活を実践することができる人間を育てることです。

食育は、すべての世代で必要なものではありますが、特に子どもたちに対する食育は、心身の成長および人格の形成に大きな影響を及ぼします。子どもの頃から食に対して興味・関心をもち、知識を得ておくことは、生涯にわたって健全な心と身体を培い、豊かな人間性を育む基礎となります。私たちは生産から食卓まで、生涯を通した生活のなかで食の営みを学び、食べ物の循環を考えながら食生活を楽しみましょう（図表8-1）。

2. 「食育基本法」

私たちの生活は、その昔、自分たちの食べ物を自分たちで育てたり、収穫したりしていた頃からは大きく変化しています。便利で忙しい日々を送るなかで、私たちが忘れがちな「食」について学ぶ機会をもち、一人ひとりが食に対する意識を高めたり、知識を身につけたりする取り組みを総合的かつ計画的に推進するために**食育基本法**が制定されました。

「食育基本法」前文では、「子どもたちが豊かな人間性をはぐくみ、生きる力を身に付けていくためには、何よりも「食」が重要である」と述べられています。そのうえで、「食育を、生きる上での基本であって、

> **参照**
> 「食育基本法」
> →レッスン9

図表8-1 食育の環

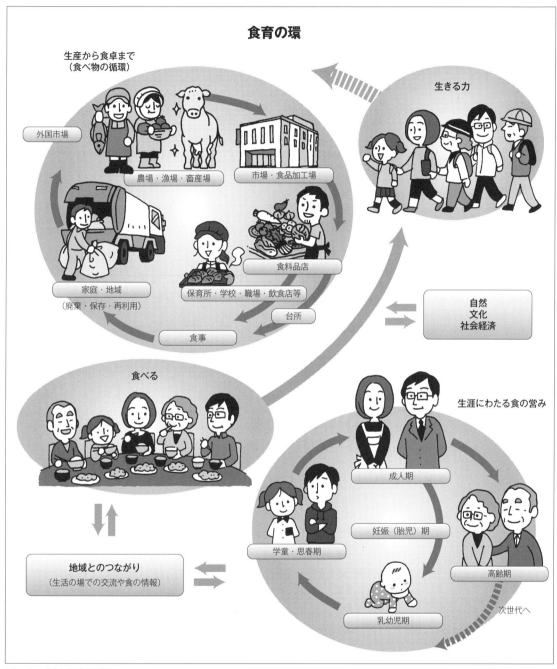

出典:内閣府「食育ガイド」2012年をもとに作成

知育、徳育及び体育の基礎となるべきものと位置付けるとともに、様々な経験を通じて「食」に関する知識と「食」を選択する力を習得し、健全な食生活を実践することができる人間を育てる食育を推進することが求められている」としています。

3. 保育所における食育

1 保育所で食育を行う意義

　保育所は1日の生活時間の大半を過ごすところであり、保育所における食事のもつ意味は大きいといえます。食事を通して空腹を満たすだけでなく、人間関係の基礎をつくり、身近な大人やほかの子どもたちとの関わりを通して、豊かな食の体験を積み重ね、食への関心や知識をもち、食べることの喜びを感じながら、食を営む力の基礎を培う食育を実践していくことが大切です。

　少子化時代である現代では、子どもの生活リズムの乱れや、朝食の欠食、食べ物を大切にするという意識の低下など、さまざまな問題があるといわれています。また、核家族化や近所との関係が希薄化してきていることから、家庭や地域の育児機能の低下も懸念されています。「食べる」ことは生活の基盤であることから、食育を通して子どもたち自身が「食べる」ことを大切に感じ、人間関係を築いていく一助になるといえます。

　また、子どもを保育所に預けている保護者自身の食に関する知識や技術が不足していることも問題です。子どもたちの成長に合わせて、どのような食生活が望ましいのかについて、保護者だけに任せてしまうのは不十分かもしれません。

　「食育基本法」では、国や地方公共団体は、学校や保育所等において、魅力ある食育の推進に必要な施策を講ずると定めていますが、実施するのは各保育所であり、魅力的な食育を子どもたちに提供していく必要があります。子どもたちに魅力ある食育を提供することで、子どもが健全な食生活を送ったり、健全な心身の成長が図られたりします。

　保育所における食育は、「**保育所保育指針**」を基本とし、食を営む力の基礎を培うことを目標として実施します。その実施にあたっては、家庭や地域社会との連携を図り、保護者の協力のもと、保育士、調理員、栄養士、看護師などの全職員が、それらの専門性を活かしながらともに進めていくことが重要です。

　「保育所保育指針」で示されている食育の推進では、保育所の特性を生かした食育、食育の環境の整備等が定められています。具体的には「食育基本法」と重なるところが多いですが、子どもが生活と遊びのなかで、意欲をもって食に関わる体験を積み重ね、食べることを楽しみ、食事を楽しみ合う子どもに成長していくことが期待されています[1]。

参照
子どもの食生活の現状
→レッスン15

参照
保護者への支援
→レッスン11

▶出典
[1] 厚生労働省「保育所保育指針（平成29年3月31日告示）」2017年

図表8-2　武庫川女子大学附属保育園の食育の取り組み実践例

　3、4、5歳児クラスで、それぞれ野菜を育て、自分たちで収穫し食べています。たとえば、収穫したサツマイモを使い、カレーをつくります。また、そのほかに、5歳児は週に1回、その日の給食に使う野菜の皮をむいたり、切ったりして調理のお手伝いもしています。

＜実践例＞
◎保育所の畑、園庭のプランターで旬の野菜を育てる。
◎野菜を観察して、絵を描いたり生育に興味をもたせたりする。
◎野菜について知り、どんな料理になるか考える。
◎皆で収穫を楽しみ、大きく育ったことを喜ぶ。
◎収穫した野菜を調理して、形や色の変化を体験する。
◎包丁やピーラーを使って、皆で協力して安全に調理を行う。
◎自分たちで調理したものを給食として皆で楽しく食べる。
◎調理したものが給食のメニューに入ることによって、自分たちの役割の大切さに気付く。

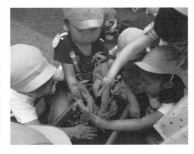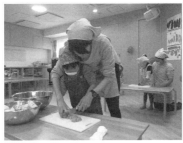

2　保育所で行う食育の例

　保育所のなかには、すでに「食育」を取り入れて魅力的な食育を行っている園が多くあります。自分たちで野菜を育てて、皆で調理をしたり、食べたりする行事や、ふだんの給食のメニューについて、給食担当の栄養士や担当保育士からていねいな説明をする保育所もあります。食事だけでなく、1日の生活活動の流れのなかに組み入れられることが必要で、睡眠、運動、排便なども含めた空腹かどうかの確認をしたうえで行いましょう。1日子どもたちを預かるということは、午前中にしっかりと身体を動かすようにして、食事の時間までに空腹を感じられるようにしておけば、リズムも整い、夕方までの活動もスムーズに行うことができます。食育は大切ですが、食だけをみるのではなく、生活全体のなかで食育を行うことが重要であることを忘れないようにしましょう。

　図表8-2に、武庫川女子大学附属保育園での食育の取り組み実践例をまとめてみました。保育士になったときの参考にして

4. 月・年齢に応じた食育

▶出典
†2 厚生労働省雇用均等・児童家庭局「楽しく食べる子どもに――保育所における食育に関する指針（概要）」2004年

保育所には、0歳児から5歳児までの子どもたちが通っており、その年齢や子どもたちの様子に合わせた食育を行う必要があります。「保育所における食育に関する指針†2」では、図表8-3のように、食育のねらいおよび内容について、月・年齢ごとにまとめています。参考にしながら、月・年齢に合わせた食育を行うことが大切です。

図表8-3 食育のねらいおよび内容

	ねらい	内容	配慮事項
〈6か月未満児〉	①おなかがすき、乳（母乳・ミルク）を飲みたいとき、飲みたいだけゆったりと飲む。②安定した人間関係のなかで、乳を吸い、心地よい生活を送る。	①よく遊び、よく眠る。②おなかがすいたら、泣く。③保育士にゆったり抱かれて、乳（母乳・ミルク）を飲む。④授乳してくれる人に関心をもつ。	①一人ひとりの子どもの安定した生活のリズムを大切にしながら、心と体の発達を促すよう配慮すること。②おなかがすき、泣くことが生きていくことの欲求の表出につながることを踏まえ、食欲を育むよう配慮すること。③一人ひとりの子どもの発育・発達状態を適切に把握し、家庭と連携をとりながら、個人差に配慮すること。④母乳育児を希望する保護者のために冷凍母乳による栄養法などの配慮を行う。冷凍母乳による授乳を行うときには、十分に清潔で衛生的に処置をすること。⑤食欲と人間関係が密接な関係にあることを踏まえ、愛情豊かな特定の大人との継続的で応答的な授乳中の関わりが、子どもの人間への信頼、愛情の基盤となるように配慮すること。
〈6か月～1歳3か月未満児〉	①おなかがすき、乳を吸い、離乳食を喜んで食べ、心地よい生活を味わう。②いろいろな食べ物を見る、触る、味わう経験を通して自分で進んで食べようとする。	①よく遊び、よく眠り、満足するまで乳を吸う。②おなかがすいたら、泣く、または、喃語によって、乳や食べ物を催促する。③いろいろな食べ物に関心をもち、自分で進んで食べ物をもって食べようとする。④ゆったりとした雰囲気のなかで、食べさせてくれる人に関心をもつ。	①一人ひとりの子どもの安定した生活のリズムを大切にしながら、心と体の発達を促すよう配慮すること。②おなかがすき、乳や食べ物を催促することが生きていくことの欲求の表出につながることを踏まえ、いろいろな食べ物に接して楽しむ機会をもち、食欲を育むよう配慮すること。③一人ひとりの子どもの発育・発達状態を適切に把握し、家庭と連携をとりながら、個人差に配慮すること。④子どもの咀嚼や嚥下機能の発達に応じて、食品の種類、量、大きさ、固さなどの調理形態に配慮すること。⑤食欲と人間関係が密接な関係にあることを踏まえ、愛情豊かな特定の大人との継続的で応答的な授乳および食事での関わりが、子どもの人間への信頼、愛情の基盤となるように配慮すること。
〈1歳3か月～2歳未満児〉	①おなかがすき、食事を喜んで食べ、心地よい生活を味わう。②いろいろな食べ物を見る、触る、かんで味わう経験を通して自分で進んで食べようとする。	①よく遊び、よく眠り、食事を楽しむ。②いろいろな食べ物に関心をもち、手づかみ、または、スプーン、フォークなどを使って自分から意欲的に食べようとする。③食事の前後や汚れたときは、顔や手を拭き、きれいになった快さを感じる。④楽しい雰囲気のなかで、一緒に食べる人に関心をもつ。	①一人ひとりの子どもの安定した生活のリズムを大切にしながら、心と体の発達を促すよう配慮すること。②子どもが食べ物に興味をもって自ら意欲的に食べようとする姿を受け止め、自立心の芽生えを尊重すること。③食事のときには、一緒にかむまねをして見せたりして、かむことの大切さが身につくように配慮すること。また、少しずついろいろな食べ物に接することができるよう配慮すること。④子どもの咀嚼や嚥下機能の発達に応じて、食品の種類、量、大きさ、固さなどの調理形態に配慮すること。⑤清潔の習慣については、子どもの食べる意欲を損なわぬよう、一人ひとりの状態に応じて関わること。⑥子どもが一緒に食べたい人をみつけ、選ぼうとする姿を受け止め、人への関心の広がりに配慮すること。

	ねらい	内容	配慮事項
〈2歳児〉	①いろいろな種類の食べ物や料理を味わう。 ②食生活に必要な基本的な習慣や態度に関心をもつ。 ③保育士を仲立ちとして、友だちとともに食事を進め、一緒に食べる楽しさを味わう。	①よく遊び、よく眠り、食事を楽しむ。 ②食べ物に関心をもち、自分で進んでスプーン、フォーク、箸などを使って食べようとする。 ③いろいろな食べ物を進んで食べる。 ④保育士の手助けによって、うがい、手洗いなど、身の回りを清潔にし、食生活に必要な活動を自分でする。 ⑤身近な動植物をはじめ、自然事象をよく見たり、触れたりする。 ⑥保育士を仲立ちとして、友だちとともに食事を進めることの喜びを味わう。 ⑦楽しい雰囲気のなかで、一緒に食べる人、調理をする人に関心をもつ。	①一人ひとりの子どもの安定した生活のリズムを大切にしながら、心と体の発達を促すよう配慮すること。 ②食べ物に興味をもち、自主的に食べようとする姿を尊重すること。また、いろいろな食べ物に接することができるよう配慮すること。 ③食事においては個人差に応じて、食品の種類、量、大きさ、固さなどの調理形態に配慮すること。 ④清潔の習慣については、一人ひとりの状態に応じて関わること。 ⑤自然や身近な事物などへの触れ合いにおいては、安全や衛生面に留意する。また、保育士がまず親しみや愛情をもって関わるようにして、子どもが自らしてみようと思う気持ちを大切にすること。 ⑥子どもが一緒に食べたい人をみつけ、選ぼうとする姿を受け止め、人への関心の広がりに配慮すること。また、子ども同士のいざこざも多くなるので、保育士はお互いの気持ちを受容し、他の子どもとの関わり方を知らせていく。 ⑦友だちや大人とテーブルを囲んで、食事をすすめる雰囲気づくりに配慮すること。また、楽しい食事のすすめ方を気付かせていく。
〈3歳以上児〉	「食と健康」 ①できるだけ多くの種類の食べ物や料理を味わう。 ②自分の体に必要な食品の種類や働きに気付き、栄養バランスを考慮した食事をとろうとする。 ③健康、安全など食生活に必要な基本的な習慣や態度を身につける。	①好きな食べ物をおいしく食べる。 ②さまざまな食べ物を進んで食べる。 ③慣れない食べ物や嫌いな食べ物にも挑戦する。 ④自分の健康に関心をもち、必要な食品を進んでとろうとする。 ⑤健康と食べ物の関係について関心をもつ。 ⑥健康な生活リズムを身につける。 ⑦うがい、手洗いなど、身のまわりを清潔にし、食生活に必要な活動を自分でする。 ⑧保育所生活における食事の仕方を知り、自分たちで場を整える。 ⑨食事の際には、安全に気をつけて行動する。	①食事と心身の健康とが、相互に密接な関連があるものであることを踏まえ、子どもが保育士や他の子どもとの暖かな触れ合いのなかで楽しい食事をすることが、しなやかな心と体の発達を促すよう配慮すること。 ②食欲が調理法の工夫だけでなく、生活全体の充実によって増進されることを踏まえ、食事はもちろんのこと、子どもが遊びや睡眠、排泄などの諸活動をバランスよく展開し、食欲を育むよう配慮すること。 ③健康と食べ物の関係について関心を促すに当たっては、子どもの興味・関心を踏まえ、全職員が連携のもと、子どもの発達に応じた内容に配慮すること。 ④食習慣の形成に当たっては、子どもの自立心を育て、子どもが他の子どもと関わりながら、主体的な活動を展開するなかで、食生活に必要な習慣を身につけるように配慮すること。
	「食と人間関係」 ①自分で食事ができること、身近な人と一緒に食べる楽しさを味わう。 ②さまざまな人々との会食を通して、愛情や信頼感をもつ。 ③食事に必要な基本的な習慣や態度を身につける。	①身近な大人や友だちとともに、食事をする喜びを味わう。 ②同じ料理を食べたり、分け合って食事することを喜ぶ。 ③食生活に必要なことを、友だちとともに協力して進める。 ④食の場を共有するなかで、友だちとの関わりを深め、思いやりをもつ。 ⑤調理をしている人に関心をもち、感謝の気持ちをもつ。 ⑥地域のお年寄りや外国の人などさまざまな人々と食事をともにするなかで、親しみをもつ。 ⑦楽しく食事をするために、必要な決まりに気付き、守ろうとする。	①大人との信頼関係に支えられて自分自身の生活を確立していくことが人と関わる基盤となることを考慮し、子どもとともに食事をする機会を大切にする。また、子どもが他者と食事をともにするなかで、多様な感情を体験し、試行錯誤しながら自分の力で行うことの充実感を味わうことができるよう、子どもの行動を見守りながら適切な援助を行うように配慮すること。 ②食に関する主体的な活動は、他の子どもとの関わりのなかで深まり、豊かになるものであることを踏まえ、食を通して、一人ひとりを生かした集団を形成しながら、人と関わる力を育てていくように配慮する。また、子どもたちと話し合いながら、自分たちの決まりを考え、それを守ろうとすることが、楽しい食事につながっていくことを大切にすること。 ③思いやりの気持ちを培うに当たっては、子どもが他の子どもとの関わりのなかで他者の存在に気付き、相手を尊重する気持ちをもって行動できるようにする。特に、葛藤やつまずきの体験を重視し、それらを乗り越えることにより、次第に芽生える姿を大切にすること。 ④子どもの食生活と関係の深い人々と触れ合い、自分の感情や意志を表現しながらともに食を楽しみ、共感し合う体験を通して、高齢者をはじめ地域、外国の人々などと親しみをもち、人と関わることの楽しさや人の役に立つ喜びを味わうことができるようにする。また、生活を通して親の愛情に気付き、親を大切にしようとする気持ちが育つようにすること。

	ねらい	内容	配慮事項
〈3歳以上児〉	「食と文化」 ①いろいろな料理に出会い、発見を楽しんだり、考えたりし、さまざまな文化に気付く。 ②地域で培われた食文化を体験し、郷土への関心をもつ。 ③食習慣、マナーを身につける。	①食材にも旬があることを知り、季節感を感じる。 ②地域の産物を生かした料理を味わい、郷土への親しみをもつ。 ③さまざまな伝統的な日本特有の食事を体験する。 ④外国の人々など、自分と異なる食文化に興味や関心をもつ。 ⑤伝統的な食品加工に出会い、味わう。 ⑥食事にあった食具(スプーンや箸など)の使い方を身につける。 ⑦挨拶や姿勢など、気持ちよく食事をするためのマナーを身につける。	①子どもが、生活のなかでさまざまな食文化と関わり、しだいに周囲の世界に好奇心を抱き、その文化に関心をもち、自分なりに受け止めることができるようになる過程を大切にすること。 ②地域・郷土の食文化などに関しては、日常と非日常いわゆる「ケとハレ」のバランスを踏まえ、子ども自身が季節の恵み、旬を実感することを通して、文化の伝え手となれるよう配慮すること。 ③さまざまな文化があることを踏まえ、子どもの人権に十分配慮するとともに、その文化の違いを認め、互いに尊重する心を育てるよう配慮する。また、必要に応じて一人ひとりに応じた食事内容を工夫するようにすること。 ④文化に見合った習慣やマナーの形成に当たっては、子どもの自立心を育て、子どもが積極的にその文化に関わろうとするなかで身につけるように配慮すること。
	「いのちの育ちと食」 ①自然の恵みと働くことの大切さを知り、感謝の気持ちをもって食事を味わう。 ②栽培、飼育、食事などを通して、身近な存在に親しみをもち、すべての命を大切にする心をもつ。 ③身近な自然に関わり、世話をしたりするなかで、料理との関係を考え、食材に対する感覚を豊かにする。	①身近な動植物に関心をもつ。 ②動植物に触れ合うことで、命の美しさ、不思議さなどに気付く。 ③自分たちで野菜を育てる。 ④収穫の時期に気付く。 ⑤自分たちで育てた野菜を食べる。 ⑥小動物を飼い、世話をする。 ⑦卵や乳など、身近な動物からの恵みに、感謝の気持ちをもつ。 ⑧食べ物を皆で分け、食べる喜びを味わう。	①幼児期において自然のもつ意味は大きく、その美しさ、不思議さ、恵みなどに直接触れる体験を通して、命の大切さに気付くことを踏まえ、子どもが自然との関わりを深めることができるよう工夫すること。 ②身近な動植物に対する感動を伝え合い、共感し合うことなどを通して自ら関わろうとする意欲を育てるとともに、さまざまな関わり方を通してそれらに対する親しみ、命を育む自然の摂理の偉大さに畏敬の念をもち、命を大切にする気持ちなどが養われるようにすること。 ③飼育・栽培に関しては、日常生活のなかで子ども自身が生活の一部としてとらえ、体験できるように環境を整えること。また、大人の仕事の意味がわかり、手伝いなどを通して、子どもが積極的に取り組めるように配慮すること。 ④身近な動植物、また飼育・栽培物のなかから保健・安全面に留意しつつ、食材につながるものを選び、積極的に食する体験を通して、自然と食事、いのちと食事のつながりに気付くように配慮すること。 ⑤小動物の飼育に当たってはアレルギー症状などを悪化させないように十分な配慮をすること。
	「料理と食」 ①身近な食材を使って、調理を楽しむ。 ②食事の準備から後片付けまでの食事づくりに自ら関わり、味や盛りつけなどを考えたり、それを生活に取り入れようとする。 ③食事にふさわしい環境を考えて、ゆとりある落ち着いた雰囲気で食事をする。	①身近な大人の調理を見る。 ②食事づくりの過程のなかで、大人の援助を受けながら、自分でできることを増やす。 ③食べたいものを考える。 ④食材の色、形、香りなどに興味をもつ。 ⑤調理器具の使い方を学び、安全で衛生的な使用法を身につける。 ⑥身近な大人や友だちと協力し合って、調理することを楽しむ。 ⑦おいしそうな盛り付けを考える。 ⑧食事が楽しくなるような雰囲気を考え、おいしく食べる。	①自ら調理し、食べる体験を通して、食欲や主体性が育まれることを踏まえ、子どもが食事づくりに取り組むことができるように工夫すること。 ②一人ひとりの子どもの興味や自発性を大切にし、自ら調理しようとする意欲を育てるとともに、さまざまな料理を通して素材に目を向け、素材への関心などが養われるようにすること。 ③安全・衛生面に配慮しながら、扱いやすい食材、調理器具などを日常的に用意し、子どもの興味・関心に応じて子どもが自分で調理することができるように配慮すること。そのため、保育所の全職員が連携し、栄養士や調理員が食事をつくる場面を見たり、手伝う機会を大切にすること。

出典:厚生労働省雇用均等・児童家庭局「楽しく食べる子どもに――保育所における食育に関する指針(概要)」2004年をもとに作成

図表8-4 現在の保育所での食事の提供形態

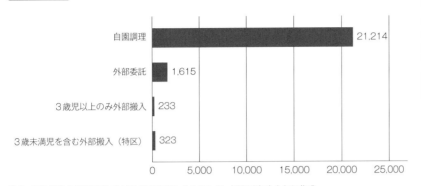

出典：厚生労働省「保育所における食事の提供ガイドライン」2012年をもとに作成

5. 保育所の食事の提供の現状

1 全国の保育所の食事の提供の実態

厚生労働省が行った保育所での食事の提供についての調査によると、給食の提供形態は、「自園調理」21,214園（90.7％）、「外部委託（外部の人材により自園の施設を用いて調理を行うもの）」1,615園（6.9％）、「3歳未満児を含む外部搬入（特区）」323園（1.4％）、「3歳児以上のみ外部搬入」233園（1.0％）であり、多くの保育所が「自園調理」によって食事を提供しています（図表8-4）。

2 自園調理の保育所での配慮すべき点

自園調理は、外部委託や外部搬入では失われがちな個別対応、食育の推進、職員間の連携が図れるなど長所は多いでしょう。しかし、自園調理のなかで、本当に子どもに大切な食の提供や環境の工夫がされているのかを常に評価・改善する必要があります。

一般社団法人日本保育園保健協議会が行った全国調査では、自園に栄養士が配置されている保育所は約42％でした。保育所には栄養士の必置義務はないために、栄養士が未配置で、子どもの成長・発達に合わせる、季節感を取り入れる、行事食を通して食文化に触れるなど、多様でおいしいメニューの展開が困難な保育所がある状況があると考えられます。その分、保育士が担う食育に関する役割は大きくなるでしょう。栄養士が未配置の保育所の場合、行政の栄養士と連携をとって、メニューの改善や工夫をするという方法もあります。

食育は保育計画のなかに位置づけられており、保育に占める食の部分の重要性は高くなっています。さらに、保護者の食に関しての意識の低下などにより、家庭で子どもへの食教育を十分に行うことは、きわめて困難な状況にある場合も多くなってきました。保護者と子どもへの食の支援を、保育所が担う必要性が、今後ますます大きくなるでしょう。なお、食物アレルギーや発達障害などで食事の提供に特別な配慮を必要とする子どもの割合も増加し、専門的知識や職員間での連携が重要となります。保育所の内外での連携をとりながら、子どもたちの成長に合わせた食育を実施していきましょう。

（執筆協力／上薗吏沙恵）

演習課題

①「楽しく食べる子どもに──保育所における食育に関する指針」を参考にしながら、各月・年齢の子どもに、どのような食育ができるか話し合ってみましょう。

②給食を自園調理している保育所では、給食を通したどのような食育ができるか考えてみましょう。また、外部委託や外部搬入で給食提供をしている保育所でも、どのような食育ができるか考えてみましょう。

③「食育基本法」と「食育推進基本計画」について調べ、前文やその目的をまとめ、保育所でどのような食育が必要か、まわりの人と話し合ってみましょう。

レッスン9

食育の内容と計画および評価

本レッスンでは、保育所で行う食育の内容とそのための計画および評価について学びます。近年、保育所では、保育士と管理栄養士・栄養士、調理師、調理員が連携して子どもの食育を実施しています。最も重要なことは、これらの食育を計画的に行い評価して改善するというPDCAサイクルを回していくことです。

1. 食育の内容

1 「食育基本法」

「**食育基本法***」の前文では次のように述べられており、食育とは何かが示されています。

> 子どもたちが豊かな人間性をはぐくみ、生きる力を身に付けていくためには、何よりも「食」が重要である。今、改めて、食育を、生きる上での基本であって、知育、徳育及び体育の基礎となるべきものと位置付けるとともに、**様々な経験を通して「食」に関する知識と「食」を選択する力を習得し、健全な食生活を実践することができる人間を育てる食育**を推進することが求められている。

これは各分野の専門家によって議論を重ねて導き出された内容であり、健康寿命の延伸を目指す日本にとって重要な施策といえます。さらに、「第3章 基本的施策」（第20条 学校、保育所等における食育の推進）には、保育所における食育の推進のための指針の作成に関する支援、食育の指導にふさわしい教職員の設置および指導的立場にある者の食育の推進において果たすべき役割についての意識の啓発その他の食育に関する指導体制の整備などが示されています。

2 「保育所保育指針」における食育の推進

「保育所保育指針」（平成29年厚生労働省告示第117号）の「第3章 健康及び安全」のなかに「食育の推進」が項目としてあげられ、「食を営む力」の育成が掲げられています。子どもが生活と遊びのなかで、意

※ 用語解説
「食育基本法」
食育の基本理念とその方向性を明示した法律であり、国、地方公共団体および国民の食育の推進に関する取り組みを総合的かつ計画的に推進するために2005（平成17）年に制定され、2015年に改正されている。

欲をもって食に関わる体験を積み重ね、食べることを楽しみ、食事を楽しみ合うよう成長するために、「保育所における食育に関する指針」が示す5項目を参考に、保育に食育の視点を盛り込むよう努めることが必要です。5項目とは、「食と健康」「食と人間関係」「食と文化」「いのちの育ちと食」「料理と食」で、これらは保育の5領域と一体となり、日々の保育のなかで食に関わる体験を通して培われていくべきものです。

3 保育所給食と食育

2004（平成16）年に公表された「楽しく食べる子どもに——保育所における食育に関する指針[†1]」で、自園調理を原則とすることが示されています。そして「お腹がすくリズムのもてる子ども」「食べたいもの、好きなものが増える子ども」「一緒に食べたい人がいる子ども」「食事づくり、準備に関わる子ども」「食べものを話題にする子ども」の5つが食事提供を通じて期待する子ども像としてあげられました。

さらに「保育所保育指針」の「保育の内容」を考え合わせると、各保育所は食育を保育の内容として位置づけ、計画的に実践していくことが必要です。「保育所における食事の提供ガイドライン[†2]」でも、方向性は一貫しています。

自園調理は、食事づくりのプロセスが子どもや保育者から見え、調理の香りや様子などを五感で感じ、このような毎日の体験を通して食育の5項目を培う最も効果的な食育の方法です。また、自園調理では食事提供に関わる専門職が「子どもの咀嚼・嚥下機能、手指の機能などの発達に合致して調理されているのか」「子どもはおいしく食べているのか」「どれだけの量を食べているのか」など、子どもたちの機能面や心理面から個別に観察し、すぐに対応できます。さらに、食事量の評価についても、子どもたちの身長や体重の測定結果（発育状況）によりスムーズに行えます。このような保育所給食により、子どもの「食べる」を支える食育が実現します。

2. 食育のプロセス

保育所での食育のプロセスを図表9-1に表しました。これはさまざまな分野で活用されている**PDCAマネジメントサイクル**を食育に応用したものです。食育と聞くと、図表9-1の**食育実践（Do）**のことのみを想像しがちですが、それは一部分です。最も時間をかけなければなら

参照
食育の5項目
→4章章末コラム

補足
保育の5領域
健康、人間関係、環境、言葉、表現をいう。

出典
†1 厚生労働省雇用均等・児童家庭局「楽しく食べる子どもに——保育所における食育に関する指針（概要）」2004年

出典
†2 厚生労働省「保育所における食事の提供ガイドライン」2012年

用語解説
PDCAマネジメントサイクル
計画（Plan）、実施（Do）、評価（Check）、改善（Act）の順に行っていく手法である。1950年代に提唱された考え方で、品質管理、生産管理などの業務管理の分野で用いられている。現在では教育、医療、福祉など幅広く応用されている。

図表9-1 保育所における食育のプロセス

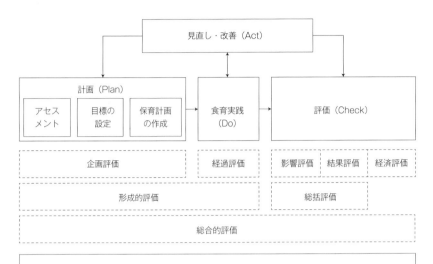

出典:赤松利恵・稲山貴代・衛藤久美他 「望ましい食習慣の形成を目指した学校における食育の評価」『日本健康教育学会誌』23(2)、2015年、145-151頁を一部改変

ないプロセスは**計画（Plan）**であり、一般に怠ってしまいがちなプロセスが**実践の評価（Check）**です。

これらをていねいに行うことで、現状改善および目標とする子ども像に近づく食育が実現するのです。ここでは、食育の実践が活かされるために、それぞれのプロセスについて解説していきます。

3. 食育の計画

計画の第一歩は、子どもの実態をアセスメントすることです。アセスメント項目には、体格測定などによる発育状況に加え、子どもや子どもを取り巻く環境の現状も含まれます。まずは保育所での食育の柱となる**給食の提供状況**と**摂取状況**、子どもの食べる力と意欲について把握します。そして、環境要因となる職員の食事観や食育に対する意識、家庭における食環境についてそれぞれ現状把握を行います。

参照
保育所給食の現状
→レッスン8

1 保育所給食の現状

給食には**自園調理、外部搬入、外部委託**の方法があり、それぞれの問題点を理解しておくことが大切です。

保育所給食は1998年に調理業務の委託が可能となり、さらに2010年満3歳以上の子どもには外部搬入方式が可能となりました。2012年の「保育所における食事の提供ガイドライン」には、自園調理は90.7％、外部委託6.9％で外部搬入は2％程度という調査結果が示されていますが、コスト削減を理由に外部搬入や外部委託を行う保育所が今後増えることが予想されます。食育の観点から食事提供方法による子どもへの影響について整理してみると、外部搬入では、次のような問題点があげられます。

> **外部搬入給食の問題点**
> ・保育と連動した食育活動の低下
> ・給食の品質の低下
> ・離乳食や食物アレルギー対応食、発達段階に応じた食の提供などの個別対応が困難
> ・調理中の香りや準備の様子など五感で感じる食事提供が不可能
> ・配送時間が固定されていることによる子どもの活動とのずれ

次に外部委託についてみると、自園の厨房で委託業者の調理員が調理をするため上記の問題点は少ないと思われていますが、実は次のようなデメリットがあります。

> **外部委託給食の問題点**
> ・委託業者職員が子どもの様子や食育の取り組みを理解していないこと
> ・保育内容と連動した献立や調理が困難

これらを改善するためには、委託業者が子どもたちと関わって深く理解し、また、保育士と密に連携をとることが必要です。もちろん、自園調理であっても、連携が不十分な場合には上記のような問題が生じているケースもあるため、管理栄養士・栄養士はもちろん、調理担当職員が保育を理解し、子どもを観察することが必要です。また、保育士が給食の重要性を理解し、自身の食育への意識を向上させることも大切で、双方が理解を深め合うことにより食育が実践できると考えます。

2　子どもの「食べる」態度

　給食時に子どもがどのように食事をしているのかを観察することは、食育の課題を見つけ出すために大切なアセスメントの一つです。

①朝食摂取状況と生活リズム

　給食提供を通じて「お腹がすくリズムのもてる子ども」を育むということはどういうことでしょうか。昼食前に空腹感を感じるためには、朝食を食べて決まった時間に登園でき、給食までにしっかり遊ぶことができていることが必要です。さらに、朝食を食べるためには、前日の就寝時刻が適切であることも必要です。つまり、給食時の子どもの食欲を観察することで、子どもの生活リズムをアセスメントできます。

②「食べる」ことへの積極性

　「食べたいもの、好きなものが増える子ども」を育むために、どのような取り組みが必要でしょうか。子どもは本来、「食べる」ことに意欲的です。それは、「食べる」ことは「生きる」ことそのものだからです。幼児期は咀嚼機能や味覚の発達にともない、食べられる食品も増えていき、新たな食品や料理に対して、好奇心も旺盛ですが、同時に新たなものに対する恐怖も感じるため偏食につながることもあります。**子どもの好奇心を刺激しながらも安心してさまざまな食品に挑戦させられる給食献立と献立の趣旨を子どもに楽しく伝える食事環境を整えることが、食育の原点**といえます。子どもが安心して食事をするためには、保育や食事提供に関わる職員が、**日頃から子どもとの信頼関係を築くこと**、**食事中は楽しく家庭的な雰囲気をつくり出すこと**も大切な食育です。これらのポイントについて、保育所給食の現状をアセスメントすることが必要です。

③給食の食べ方

　食べ方や食事中の情緒の安定性も大切なアセスメント項目です。同じ給食、食事環境を整えても、子どもの食べ方や嗜好は異なります。食事量、食べる速さや偏食などの食べ方を管理栄養士・栄養士とともにアセスメントしておきます。また、食事中の姿勢についても観察が必要です。姿勢は咀嚼や嚥下機能を適切に発達させるために重要です。両足を床に付けてしっかりと着席しているか、食事中に頻繁に移動したり中断したりしていないか、などを観察します。

3　家庭における子どもの食環境の把握

①子どもの食生活状況

　「一緒に食べたい人がいる子ども」「食事づくり、準備に関わる子ど

も」「食べものを話題にする子ども」を育むためには、家庭での食環境が重要です。子どもが家庭において「何を（食品・料理）、いつ、どこで、誰と、どのように、食べているのか」について、アセスメントする項目を整理し把握することが必要です。

②保護者の生活スタイルと食事観

社会情勢の変化にともない、保護者の働き方が多様化している昨今、保護者の生活スタイルや価値観もさまざまで、これが養育にも大きく影響している状況があります。保護者の食事観や食習慣を把握することも必要となるでしょう。個々の家庭のスタイルや経済的状況はさまざまですので、それぞれの家庭の状況を把握し理解したうえで、子どもの食育計画を行います。

③アセスメントの方法

家庭での状況を知るためには、保護者に対し年に1回程度の質問紙法（いわゆるアンケート）による調査を実施することも必要でしょう。質問紙作成は必ず調査の目的を明確にし、目的に沿った項目を立て、項目ごとに質問内容を作成します。保護者が回答しやすい問いかけや負担軽減への配慮をすることで、精度の高い調査結果を得ることができます。

また、送迎時や保護者会などの機会に保護者と直接話すことにより把握することができます。質問紙では把握できないニュアンスを理解することができるため、とてもよい方法です。小学校以降に比べて、保育所は保護者との距離が近く、食育においての利点となります。保育所での実例に管理栄養士が「3色食品群による食品の分類」を園児に伝えていたところ、送迎時にある保護者から「朝食で子どもに、『緑の食べ物が入ってない』と言われて大変だったが、トマトやブロッコリーを添えるようにしている」という話を聞き、それをきっかけに個別の相談などができたという話があります。保護者と直接話すことで家庭の状況をアセスメントし、加えて食育実践の評価にもつながっている例です。

4. 食育の目標設定

アセスメントした項目を整理し、問題の重要度、解決したときの効果の大きさ、実施可能性を確認し、優先順位をつけ、目標設定を行います。食育の目標および計画の作成には「**保育所における食育の計画づくりガイド***」を参考にしましょう。

目標設定の手順を図表9-2に表しました。食育に関して①、②を確

参照
食事観
→レッスン11、12

参照
3色食品群
→レッスン4

用語解説
「保育所における食育の計画づくりガイド」
厚生労働省が行った保育所における食育の計画づくりに関する調査の結果に基づき、2007年に作成された。

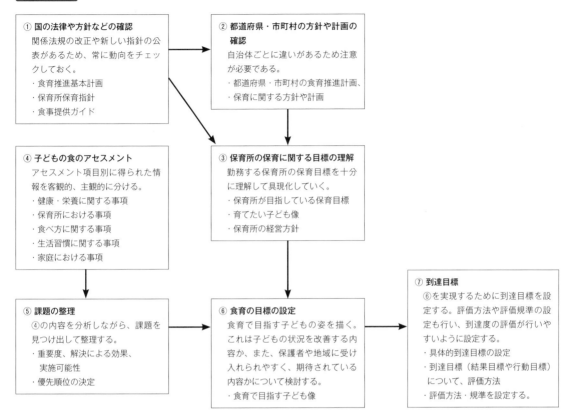

認し、また、③保育所の保育目標を十分に理解します。一方で、④子どものアセスメントから、⑤解決すべき課題を明らかにし、①～③を十分考慮して⑥食育の目標を立てます。この目標は①～⑤を反映させたものでなければなりません。さらに、⑦具体的な到達目標を立てていきます。

具体的で実施可能性のある数値目標を立てると実践しやすくなり、評価もしやすくなります。到達目標には、**結果目標**[*]と**行動目標**[*]があります。これらは、実施目標（「親子クッキングを実施する」というような目標）ではないことを理解しておきます。

・結果目標の例：「肥満の子どもを減らす」
・行動目標の例：「給食を残さず食べる子どもを増やす」

目標を設定するときに、その目標をどの程度達成できたのかを評価する方法も決めておきます。上記の到達目標（行動目標）を例にあげて具体的な評価方法、評価規準の設定を理解してみましょう。

用語解説

結果目標
子どもの健康状態や習慣の定着などの結果の目標。

行動目標
子どもの行動の変化の目標で、食に関わる行動変容や技術的な向上などの目標。

> 到達目標（行動目標）:「給食を残さず食べる子どもを増やす」
> 期間：今後3か月間
> 評価方法：個々の子どもの給食の残菜を1週間に3日以上目測する
> 評価規準：残菜率が1割未満の子どもの割合80％以上を目指す

5. 食育の計画作成

到達目標を達成するために、実施していく事柄を年齢ごとに整理した**年間計画**を作成します。目標は、子どもの健やかな発育発達を維持したり向上させたりするための目標と、子どもの現状から見えてきた課題を解決するための目標があります。したがって、計画はそれらの目標達成につながるよう、根拠のある事項であり、実施可能性のある計画となるよう、多職種が連携・調整して、具体的な実施内容がわかるように作成します。食育の計画作成には「保育所における食育の計画づくりガイド」を参照して、子どもが主体的に取り組めるよう次の事項に留意します[†3]。

▶出典
†3　厚生労働省「保育所保育指針解説書」2008年。なお、「保育所保育指針」の2017年改訂版に合わせて「保育所保育指針解説書」の改訂版も2017年度中に出される予定。

> ・保育所における全体的な計画である「保育課程」と具体的な計画として作成される「指導計画」のなかに位置づける。
> ・保育所での食事の提供は食育の一部であることから、食事の提供を含む食育の計画とする。
> ・作成に当たっては柔軟で発展的なものとなるように留意し、各年齢を通して一貫性のあるものにする。
> ・食育の計画を踏まえて実践が適切に進められているかどうかを把握し、その経過や結果を記録し、実践を評価することを通して、次の実践に向けて改善するように努める。
> ・食事内容を含めて食育の取り組みを保護者や地域に向けて発信し、食育の計画・実施を評価し、次の計画へとつなげる。

6. 実施と経過評価

計画に沿って食育を実施し、計画通り実施ができているかを調べるために**経過評価**を行います。これは指導計画に沿って実施されている期間に、予定通り実施できているかを確認し、評価することです。**モニタリング**ともいい、この段階で必要に応じて計画の改善・見直しを行うことも必要です。最初に立てた計画に固執せず、予想外に実施が困難であったり、また子どもが楽しく活動できない計画であった場合など、状況を分析して柔軟に計画の変更を行います。このとき、設定した目標に無理がなかったか、問題がなかったか、という点についても検討します。

経過評価のポイント
　目標の評価
　・指導目標と実施目標に無理がなかったか。
　指導内容の評価
　・提供している食事が食育の方針に合っていたか。
　・提供している食事を生きた教材として食育にいかせていたか。
　・伝えたい事項が園児に伝わり、園児の行動に結びついたか。

---

7. 評価

評価には図表9-1に示したように、複数の評価項目があります。ここでは企画評価、影響評価、結果評価、総合評価について説明します。

1 企画評価

計画や準備が適切に行われたかどうかを評価します。たとえば、到達目標に達しなかった理由として、食育を行ったときに実物の野菜を使用する予定であったが、入手の手続きがうまくいかず簡単なイラストのみで示したことに問題があったのではないか、という視点の評価が**企画評価**です。

2　影響評価

影響評価とは、計画の進行（介入）が、子どもに影響を及ぼしたために生じていると考えられる行動や知識、態度、技術の変化などを評価することです。また、子どもに影響を与える家庭環境や地域の反応などの評価も含みます。

3　結果評価

結果評価とは、食育実践による目標達成度の評価を指します。具体的な到達目標を設定していることが前提で、数値目標の達成度や主観的な項目の質的な変化などで表される評価です。

4　総合評価

総合評価は、すべての評価を総合して評価します。たとえば、子どもたちが実施期間内において給食を残さず食べられるようになり、結果評価はよかったとされた場合でも、経過評価において子どもたちが以前より給食時間に楽しんでいない様子が多数観察された場合など、総合的にこの食育実践を高く評価できないことになります。

以上のように、評価はとても重要です。子どもの育ちを最優先に考え、多職種が連携して客観的な評価を行うことで改善点を見つけ出し、PDCAサイクルを回しながら計画的に食育を実践していくことが大切です。

食育は押しつけるものではなく、子どもが主体的に身につけていくものです。専門職はそのための環境を整え（**しくみづくり**）、それに興味をもって楽しみながら取り組む方法（**仕掛けづくり**）を考案し、根気よくサポートし、見守ること（**継続**）が大切です。食育は一度や二度のイベントで実現されるものではありません。イベントによって「気付き」は生じますが、習慣化につながることは難しいものです。将来への望ましい食習慣形成のための食育は、日常のなかの繰り返しによって少しずつ刻み込まれていくことで実現させるものなのです。

演習課題

①保育所の「自園給食」「外部搬入給食」「外部委託給食」の長所と短所について、子どもの食べる機能の発達、食事量の評価、保育内容との

連動性の3つの観点から、それぞれ整理してみましょう。また、まとめた内容をもとにグループで話し合ってみましょう。

②食育の到達目標（行動の目標）を「食べたことのない野菜を食べてみようとする子どもを増やす」とし、食育実践内容、評価方法、評価規準を設定してみましょう。グループで発表し、他の人の設定内容の興味深い点をあげてみましょう。

③食育の評価は、食育実践の良かった点や改善点を明らかにするために大切なプロセスです。本文にある「複数の評価項目」について具体的な例を考えながら理解を深めましょう。

レッスン 10
地域の関係機関や職員間の連携

本レッスンでは、食を通じた地域の関係機関や職員間の連携について学びます。保育所や施設では、子どもの保育に加えて園外にあたる地域の関係機関との連携や、園内の職員同士の連携が大切です。この連携がしっかりとされていないと、さまざまな問題に対応できません。どのような連携が必要とされているのか学びましょう。

1. 地域における保育所の役割

　保育所に通う子どもたちやその家族はもちろんのこと、保育所のまわりには多くの人が生活しています。子育て世帯だけでなく、子育てを終えた人や一人暮らしの人、子どものいない人など、その状況はさまざまです。昔は、自分の子どもの有無に関係なく、子どもたちとの関わりを楽しみにしていた大人も多かったといわれています。しかし、近年は、保育所設置の際に近隣の地域の人々に反対されたり、騒音や送迎のことでトラブルになったりするなど、少子化のなかであっても「子どもたちが育つ場」に対して、無条件で受け入れてくれる地域ばかりではありません。

　保育所が地域のなかで受け入れられ、地域の人々と連携していくことは、地域における保育所の役割を明らかにし、保育所の存在意義を認めてもらうことにもつながります。保育所に通う子どもの保護者だけが、保育所を利用したり、保育所と関わったりするのではなく、地域や街全体に子どもたちと保育所を支援してもらえるように努めなければなりません。その一つの方法として、食育は大切なものになります。

　保育所における食育は、地域の関係機関と協力して行っていくことが必要です。地域にはさまざまな経験や力をもった人がたくさんいます。また、子どもたちが自分の家族以外で、子どもたちを見守ってくれる人と交流することは、子どもたちの成長にもよい影響を与えるでしょう。そして、地域の人々にとっても、子どもたちと触れ合うことで生きがいを感じたり、伝承・伝統といった地域ならではのものを伝えていったりするいい機会になることでしょう。

　地域と連携した食に関する行事を行う際には、地域の人々との情報共有はもちろん、実施までの準備や打ち合わせ、行事の意味の共通理解、

安全面などへの配慮も忘れてはいけません。日常の保育活動に加わると考えると負担のように思うかもしれませんが、多くの人の力を借りて、一緒に子どもたちを育てていくという気持ちで行えるとよいでしょう。

1 地域との連携

　地域のなかには、知識や経験が豊富な人が多くいたり、たとえばシニアボランティアのような子どもたちの生活のなかでもふだんから関わりをもっている人がいたりします。食育に特化しなくても、年間の行事や日常の生活での関わりなどで、保育活動を通じて地域の人々との連携をもつことは可能です。むしろ積極的に地域の人々の豊富な知識や経験を生かしてもらったり、子どもたちとの交流をもってもらったりすることで、子どもたちにとっても貴重な体験となります。

　保育士は、地域の子育て家庭に対しても、保育を通じて蓄積された子育ての知識、経験、技術を活用して、相談・支援をする機会を積極的につくっていくことが望まれます。保育所が地域の子育て支援センターとしての役割を担っている現在、保育所が地域全体の子育て家庭への食育の発信拠点、食育推進の核の一つになることが期待されています。

2 地域の人々との交流事例

　地域の人々が個別に保育所に来て、子どもたちと交流することも可能ですが、できれば地域の関係団体に協力してもらい、さまざまな人々と関わりをもつほうが子どもたちにとっても有意義でしょう。

　これからあげる例は、近くの老人会を通じ、地域ボランティアと子どもたちとの交流イベントを行った事例です。子どもたちは、このイベントを通じて、自分たちは地域の人たちから見守られているという気持ちをもつことができます。また、季節や地域の行事などを通して、食文化や地域の文化を継承することができます。この事例では、地域の人々と子どもたちが一緒に食事をすることを通して、親睦を深めながら、食事のマナーにも気付く機会にもなっています。

インシデント① 地域の人々との連携、地域の老人会との連携事例

　A保育園では地域の老人会と連携し、4、5歳児クラスの子どもたちと地域の高齢者とで、一緒に食事をする機会をもっている。食事をする企画だけでなく、たとえば、伝承遊びを一緒に楽しんだり、ミニコンサートで歌ったりする企画もあるが、同じテーブルを囲んで、一緒に給食を食べながら、箸の使い方や食器のもち方などをさ

参照
地域における子育て支援
→レッスン11

りげなく教えてもらったり、食事中の会話を楽しむことで、より親近感を覚え、交流できるよい機会になっている。

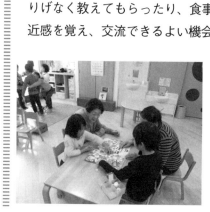
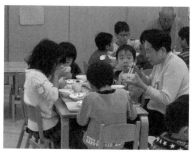

事例にあるように、共に食事を楽しむこと（共食）を通して地域の人々とコミュニケーションを図ったり、子どもたちの様子を知ってもらったりすることで、地域のなかの施設であることを地域の人々に感じてもらうことが大切です。また、一年の行事を通して、たとえばもちつきやお正月行事、節句行事などに参加してもらい、地域ならではの行事や食文化、遊びなどを伝承してもらうこともできます。

図表10-1、10-2にあるように、保育所は食や人との関わりを通じて、地域の人々や家庭と支え合うことが求められています。子どもたちの成長にとって大切なことを地域の人々や保護者、地域の専門機関と考えながら、協力していきましょう。

3 地域の関係機関との連携

これまで、地域の人々との関わりが大変重要であることを述べてきました。保育所における食育をさらに豊かにし、食における課題解決を行うためには、子どもの家庭・地域の人々との連携・協力に加えて、地域の保健センター・保健所・医療機関、学校や社会教育機関、地域の商店や食事に関する産業、さらに地域の栄養・食生活に関する人材や職種の連携・協力を得ることも有効です。

小学校などの教育機関とは、近年のアレルギーや食育の動向についての情報交換を行ったり、卒園して小学校へ入学する子どもたちの食生活の情報提供を行ったり、児童福祉施設における保育士であれば、児童たちが通う学校機関との個人情報を考慮したうえでの情報交換が必要でしょう。

また、地域のお店や外食産業のお店などとの連携を行うことも、子どもたちのふだんの食生活や食習慣などを考えたり、社会性を身につけた

◆補足
連携するべき機関
【教育機関】幼稚園、小学校、それらに関わる校長会、学校栄養士会、看護部会など
【地域】商工会議所、食生活改善推進委員会、健康推進委員の会、子ども向けボランティア団体など
【医療機関】地域の小児科病院、専門病院など
【行政】市役所等の役場、保健所、社会福祉協議会、子育て支援センター、児童館など、教育委員会学校教育課、生涯学習センターなど

レッスン10　地域の関係機関や職員間の連携

図表 10-1 保育所からの発信

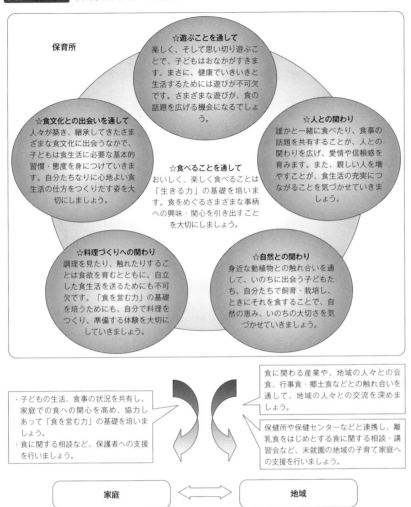

出典：厚生労働省雇用均等・児童家庭局「楽しく食べる子どもに——食からはじまる健やかガイド『食を通じた子どもの健全育成（——いわゆる「食育」の視点から）のあり方に関する検討会』報告書」2004年、22頁をもとに作成

りするうえでも大切になります。たとえば、近所の商店と連携して買い物を体験し、買った食材で調理を行うという食育を行うことができたり、生産者や販売者に講演してもらったりすることなどで、子どもたちの好奇心や探究心を育てることができます。また、行政機関である保健所や保健センターなどと連携し、離乳食をはじめとする食に関する相談・講習会などを保護者向けに実施してもらうことで、保育士だけでなく保護者にとっても有意義な交流ができます。

　これらの連携は、日頃から積極的に行うことで、緊急事態が起こった際にも適切な情報を得ることができ、迅速な対応・解決につながります。ふだんから関わりをもっておけば、簡単なことでも気軽に相談すること

図表10-2 保育所における具体的な実践例

保育所

☆遊ぶことを通して
子どもの主体的な活動を大切にし、乳幼児期にふさわしい体験が得られるように、遊びを通した総合的な保育

「食育」の視点を含めた指導計画の作成、および評価・改善を踏まえて

☆食文化との出会いを通して
- 旬の食材から季節感を感じる
- 郷土料理に触れ、伝統的な日本特有の食事を体験する
- 外国の人々など、さまざまな食文化に興味や関心をもつ
- 伝統的な食品加工に出会い、味わう
- 気持ちよく食事をするマナーを身につける

☆食べることを通して
- 好きな食べ物をおいしく食べる
- さまざまな食べ物を進んで食べる
- 慣れない食べ物や嫌いな食べ物にも挑戦する
- 自分の健康に関心をもち、必要な食品をとろうとする
- 健康と食べ物の関係について関心をもつ

☆人との関わり
- 友だちと一緒に食べる
- 保育士と一緒に食べる
- 栄養士や調理員など食事をつくる人と一緒に食べる
- 地域のお年寄りなどさまざまな人と食べる
- 身近な大人と食事の話題を共有する

☆料理づくりへの関わり
- 料理をつくる人に関心をもつ
- 食事を催促したり、要望を伝える
- 食事の準備や後片付けに参加する
- 自分で料理を選んだり、盛りつけたりする
- 見て、嗅いで、音を聞いて、触って、味見して、料理をつくる

☆自然との関わり
- 身近な動植物と触れ合う
- 自分たちで飼育する
- 野菜などの栽培や収穫をする
- 子どもが栽培・収穫した食材、旬のものや季節感のある食材や料理を食べる

家庭
- 家庭とを結ぶ連絡帳
- 「食事だより」などによる保育所の食事に関する情報提供や給食の実物の展示
- 保護者参観での試食会や親子クッキング
- 子どもの食に関する相談・講座

地域
- 地域での農業や食品の製造業従事者によるお話や実演
- 地域の人々との行事食・郷土食などでの触れ合い
- 未就園の地域の子育て家庭への支援を目的とした離乳食などの食に関する相談・講座

出典：厚生労働省雇用均等・児童家庭局「楽しく食べる子どもに――食からはじまる健やかガイド『食を通じた子どもの健全育成（――いわゆる「食育」の視点から）のあり方に関する検討会』報告書」2004年、23頁をもとに作成

ができ、深刻な状態になる前に解決することもあるでしょう。専門的な知識を各保育士がもっていることは必要ですが、常に新しい情報を仕入れることは容易ではありません。保育所全職員が地域の食に関する情報把握に努めるとともに、専門的機関と連携することによって、世界や日本、地域での新しい動向・情報を手に入れることができ、保育所だけでなく保護者、子どもたちにとっても有意義なものになるでしょう。

2. 職員間の連携

　保育所職員同士が連携と研鑽を重ねることで、より効果的な食育実践を行うことができます。子どもたちが豊かな食体験ができるように、食育の実施には、その趣旨を全職員が理解し、日常の保育として子どもの生活に負担がないように、指導計画のなかに盛り込んでいくことが必要です。

1　保育に関わる職員

　保育所で働く職員は、当然保育士だけではありません。保育に携わるすべての職員、保育士、調理員、栄養士、看護師、事務員、嘱託医、施設管理者等、いろいろな人がともに働いています。子どもたちに、よりよい保育を行うという共通認識をもちながら、それぞれの専門性を生かして、保育の質を上げていくことが求められています。

　食育に関する内容も例外ではなく、栄養士、調理士、保育士を中心に、すべての職員で連携しながら進めていくことが大切です。特に栄養士が配置されている場合には、子どもの健康状態や発育・発達状態、栄養状態、食生活の状況をみながら、その専門性を生かして、献立の作成、食材料の選定、調理方法、摂取の方法、摂取量の指導に当たることが望まれます。また、必要に応じて療育機関や医療機関などの専門的な指導・助言を受けることが必要です。

2　食育に関する職員間連携

　給食や食に関する行事等の企画・運営には、職員間の連携が欠かせません。給食のメニューを決めるときにも、栄養士だけが決めるのではなく、保育所全体で相談することが望ましいでしょう。

インシデント②　食育に関する職員間連携――食育会議・給食会議
　B保育園では月1～2回（必要に応じて複数回）食育（給食）会議を開いている。この会議には、栄養士・保育士・主任・園長等が出席し、次の月に提供する予定の給食献立案や給食の喫食状況について、それぞれの立場から意見を出し合っている。月齢や子どもの状況によっては、具材の切り方、やわらかさなどの課題を出し合ったり、子どもたちの食事の様子などを栄養士に伝えたりすることで、好きなメニュー、苦手な食材などの情報が栄養士に提供される。苦

補足

専門職の役割

○嘱託医
保育所の子どもの発育・発達状態の評価、健康診断、感染症発生時における指導指示、子どもの疾病および障害と事故発生時の医学的指導や指示など。

○看護師等
子どもの健康状態の観察、評価判定、異常発生時における保健学的・医学的対応および子どもに対する健康教育、子どもの発育・発達状態の把握とその評価および家庭への連絡など。

○栄養士
食育の計画・実践・評価、子どもの栄養状態、食生活状況の観察、病児・病後児保育、障害のある子ども、食物アレルギーの子どもの保育における食事の提供および食生活に関する指導・相談など。

○調理員
食事の調理と提供、食育の実践など。

手食材だから排除するのではなく、どのような形で提供すればよい
かを相談し、栄養士だけでなく、保育士・職員らの意見を受け入れ
たり、必要に応じて大学教員らの情報提供を受けたりする。

　たとえば、B保育園では子どもたちが苦手とする食材を1つずつ
取り上げ、調理方法を工夫することで、その食材を食べられる子ど
もたちが増えた。また、食育のイベントについても、保育士と栄養
士が連携することで、より専門的、具体的に子どもたちに伝える
ことができている。給食や食育イベントについて話し合うだけでな
く、数か月かけて、給食で使用する食器についての検討を行った。子ど
もが握りやすいスプーンや扱いやすい食器についての検討を行い、
子どもたちの「自分で食べたい」という意欲を満たせるような食器
（環境）の見直しや検討を行った。その結果、子どもたちが使用す
る食器を握りに少し厚みのあるスプーンや、ふちに返しのあるお皿
に買い替えた。

　事例では、栄養士と保育士、その他の職員らが連携して給食の内容を
相談することで、子どもたちの発達や状況に合わせた給食が提供できる
ことが示されていました。1つの園に栄養士が複数人いることはあまり
なく、栄養士や調理員だけで、子どもたち全員の給食を考えることは容
易ではありません。別の視点からの確認をすることで、同じ食材が続い
ているなどの些細なことにも気付くことができます。

　保育士も子どもたちの給食の様子を観察し、栄養士や調理員に伝える
ことで、より子どもたちの発達に合わせた給食の提供ができるでしょう。
子どもたちの好みに合わせるだけでなく、たとえば、子どもたちの咀嚼
力が課題となっている場合には、あえて硬い食材、大きめの食材に切っ
てもらうなどすることも有効でしょう。

　この事例であげられた「食器の検討」では、子どもたちが使いやすい
だけでなく、自信につながる食器はどのようなものかを職員間で、繰り
返し検討し、子どもたちができるだけ「自分でできる」経験をもてるよ
うな食器へと買い替えています。検討された食器で食べた子どもたちは
「自分でできた」という自信がつき、さらに次の意欲へとつながってい
くでしょう。

　また、日頃からの職員間の連携を密にとっておくことが、給食や食に
関するイベントでの事故などを防ぐことにもつながります。たとえば、
体調不良や病気で、食事に配慮がいる子どもや、アレルギーをもってい
る子どもの情報などは、すべての職員が把握しておくべき重要な情報と

◆補足
体調不良の子ども
病気の始まり、病気の回復
期等、病気や一人ひとりの
心身の所見に応じた食事の
提供は、病気の悪化を防ぐ
こと、病気の回復を早める
ために必要である。

◆参照
**特別な配慮が必要な子
ども**
→レッスン14

図表 10-3 アレルギー対応の職員間連携の事例

献立作成
↓
献立を保護者が確認し、配慮が必要な食材に印をつけて、園に提出する
↓
提出された献立をもとに栄養士・調理員が相談し、アレルゲンの除去・代替に対応した献立を作成する
↓
担任・園長も除去・代替の献立を確認し、押印したうえで、決定した献立表を保護者に配布する
↓
（給食当日）
朝、全職員がアレルギー対応の子どもを掲示で確認
↓
アレルギー対応の食事を先に調理（先につくった食事のアレルゲンを混入させないため）
↓
ほかの子どもとトレーを変え、アレルギー対応食の食器も変えている。また、食器とトレーにラップをする（移動中にアレルゲンが混入しないように）
↓
対応の必要な子どもの名前、除去したアレルゲンについての情報カードを給食トレーにのせる
↓
保育士が調理室に給食を取りに行き、アレルギー対応の子どもと給食について確認する
↓
保育室で、ほかの子どもとは机を分けて、保育士とともに喫食。お代わりの際にも、アレルギーについて配慮する

参照
食物アレルギー
→レッスン 1、14

なり、職員間の連携は必須です。

　図表10-3に、アレルギーのある子どもへの対応に関する職員間連携の事例をあげます。

　事例では、職員間でアレルギーをもつ子どもの情報、当日の給食の内容、含まれるアレルゲンについて細心の注意を図りながら、連携を行っています。この事例では、アレルギーをもつ子どもに対する職員間連携についてですが、体調不良の子どもや個別に対応する必要のある子どもへの食事提供についても同じことがいえます。

クラスで対応する職員は複数いることが多く、交代で子どもをみることもあります。どの職員が対応することになっても、事故が起きないように連携をしっかりと行うことが必要です。

| 演 | 習 | 課 | 題 |

①地域の人々と連携ができる機会について、インターネット等で事例を探してみましょう。まわりの人と事例をもち寄り、紹介し合いましょう。
②あなたの住んでいる地域の食文化や地域の食材、特産品などについて調べてみましょう。
③食物アレルギーのある子どもがいた場合、給食を配膳するときに、どのような職員間の連携と配慮が必要か、話し合ってみましょう。

レッスン11

食生活指導および食を通した保護者への支援

本レッスンでは、保育所における保護者の支援について、食生活の指導および食を通した支援についてみていきます。保育所における保護者への支援は、保育士の業務の一つです。保育士の専門性を生かした子育て支援の役割は、とても大切です。支援の際には、職員間の連携を図りながら積極的に取り組むことが求められています。

1. 保育所における2つの保護者支援

　保育士は、「児童福祉法」で「専門的知識及び技術をもって、児童の保育及び児童の保護者に対する保育に関する指導を行うことを業とする者」のことをいうと定められています。保育士の重要な専門性の一つは、いうまでもなく保育です。二つ目は児童の保護者に対する保育に関する指導（保育指導）です。保育指導という言い方よりも、保育に関する保護者支援というほうが近いかもしれません。子どもたちの保育を通して支援が必要な保護者への働きかけを行うことは、結果的に子どもたちの保育環境をよくすることにつながります。保育士等が食を通した保護者支援を行う際には、何よりもこの「保育」という業務と一体的に深く関連していることを常に考慮しておく必要があります。

　保護者支援においては、保護者と一緒に子どもを育てていくといった視点が大切であり、保護者とのパートナーシップが求められます。保護者の気持ちを受け止め、子どもの成長をともに喜び、保護者の子育てを励まし、援助していくとともに、日常のさまざまな場面をとらえながら、継続的に支援していくことが大切です。

　保護者への支援といっても、レッスン10で触れたような、地域支援に含まれる地域の保護者への支援もあれば、入所している保護者に対する食生活の指導や支援もあります。ここでは、「**保育所を利用している保護者に対する子育て支援**」と、保育所を利用していない「**地域の保護者等に対する子育て支援**」を分けて考えていきます。

→ 補足
「保育所保育指針」における保護者への支援
「保育所保育指針」では、「保育所を利用している保護者に対する子育て支援」と「地域の保護者等に対する子育て支援」を書き分けて、具体的に示している（「保育所保育指針」第4章「子育て支援」）。

2. 保護者に対する支援の基本

図表11-1に示すように、保育所における保護者に対する子育て支援については、保護者との信頼関係や保護者の自己決定を尊重することが欠かせません[†1]。もちろん、保護者に対する支援は食生活に関するものだけではありませんが、食生活指導や食を通した保護者への支援を行う際には考慮することがいくつかあります。たとえば、子どもがもっているアレルギーの問題について、本人や子どもの保護者が知られたくないと考えているときは、ほかの子どもやその保護者等に知らせるべきかどうか、しっかりと検討する必要があります。ただし、アレルギーの問題については、ほかの子どもたちや周囲の大人も気をつける必要があることも多いため、該当する子どもや保護者とともに、検討していく必要があるでしょう。

▶出典
†1 厚生労働省「保育所保育指針」2017年

図表 11-1 保育所における保護者に対する子育て支援に関する基本

（1）保育所の特性を生かした子育て支援
　ア　保護者に対する子育て支援を行う際には、各地域や家庭の実態等を踏まえるとともに、保護者の気持ちを受け止め、相互の信頼関係を基本に、保護者の自己決定を尊重すること。
　イ　保育及び子育てに関する知識や技術など、保育士等の専門性や、子どもが常に存在する環境など、保育所の特性を生かし、保護者が子どもの成長に気付き子育ての喜びを感じられるように努めること。
（2）子育て支援に関して留意すべき事項
　ア　保護者に対する子育て支援における地域の関係機関等との連携及び協働を図り、保育所全体の体制構築に努めること。
　イ　子どもの利益に反しない限りにおいて、保護者や子どものプライバシーを保護し、知り得た事柄の秘密を保持すること。

出典：厚生労働省「保育所保育指針」2017年

3. 保護者支援の目標

　保護者への支援は、すでに述べているように子どもの保育と深く関連して行われるものです。できるだけ保護者の声に耳を傾け、その意向をしっかりと受け止めたうえで、適切に対応します。保護者一人ひとりの状況を考慮し、職員間で連携を図りながら取り組むことが必要です。

　また、日常の保育を行うなかで、保育の意図や保育所の取り組みについて説明したり、ていねいに伝えながら保護者とともに考えたり、対話を重ねていくことが大切です。特に、食に関する取り組みは、いろいろな保護者が興味や関心をもつ内容が多く、助言を求められる機会も多いため、保育者は正しく深い知識をつけておく必要があります。加えて、各保護者の状況に配慮した個別の支援ができるよう努めましょう。

4. 保護者への食生活指導

1　入所時の食生活指導

　保育所へ入所が決まった子どもの保護者は、適切な保育を提供してもらうためにも、子どもの状態や嗜好、成長等について保育所に知らせる必要があります。それらの情報は保育所内で適切に管理され、子どもたち一人ひとりに応じた保育を提供するために、必要に応じて保育所内で情報共有がされます。入所前の聞き取りのなかで、栄養状態や発達状態を検討し、保育士は入所予定の子どもが適度に発達しているかなども知ることができるでしょう。入所予定の子どもの発達状態を知り、適切な食生活の指導を行います。

　食生活に関する情報は、授乳の状態や、離乳食の進み具合、アレルギーの問題等に係るため、とても大切な情報として取り扱われます。特に、乳児が入所する際は、離乳食等の情報を細かく保護者から聞き取ることも必要です。また、保護者が入所までに不安に感じていることや、入所してからの離乳食の進め方などについての打ち合わせを入所前に行っておくことが求められます。入所前に不安なことについて相談にのったり、入所後の生活について保護者と話し合ったりしておくことは、入所後仕事等で忙しくなる保護者のためにも必要だといえます。また、入所前に保育所での生活をイメージしたり、保育所の生活を知ってもらったりするためにもよいといえるでしょう。

2　食を通した保護者への支援

　入所している子どもの保護者へは、食を通した支援が必要です。食育は保育のなかでも大切な活動として位置づけられていますが、家庭と連携・協力して進めていくことが大切です。保育所での子どもの食事の様子や、保育所が食育に関してどのように取り組んでいるかを伝えることは、家庭での食育の関心を高めていくことにつながります。保育士は栄養士やほかの職員と連携しながら、家庭からの食生活に関する相談に応じたり、助言・支援を行ったりします。常に子どもの最善の利益を考慮して取り組むことが必要です。

　たとえば、毎日の送迎時での助言、家庭への通信（お便り）、日々の連絡帳、給食やおやつの場を含めた保育参観や給食試食会、保護者の参加による調理実践、行事などが考えられます。特に、お便りを通じた食情報の提供では、季節、給食のメニュー、病気や食中毒予防の情報などを伝えることが支援になります。また、懇談会などを通して、保護者同士の交流を図ることにより、家庭での食育の実践がより広がることも期待できます。乳児では、離乳食の進み具合などについて情報交換することで、家庭での生活を知ることができ、子育ての不安の相談を受けることもあります。乳児は自分で伝えることが難しいので、保護者と保育士の連携が不可欠です。

　また、子ども向けに行った食育活動の内容を保護者にも伝えることによって、子どもと保護者が家に帰って保育所で食べた食材について話ができるため、コミュニケーションの一助になります。その日の給食をサンプルケースに入れて毎日見てもらったり、食育活動の様子を写真やイラストで出入口に掲示しておくことなどで、給食について相談してもらいやすくなり、家で保護者と子どもたちとの会話が増えることにもつながるでしょう。保護者と保育士が子どもの育ちを共有し、子育てのパートナーとして、健やかな食文化の担い手を育んでいくことが大切です。

5．地域における子育て支援

　保育所における保護者への支援は、保育所に入所している子どもの保護者に対する支援だけではありません。保育所を利用していない子育て家庭に対する子育て支援や情報提供も求められています。通常の保育所の業務以外でも、その社会的役割として地域の関係機関等と連携しながら、保育所の機能や特性を生かす形で地域子育ての支援活動を行う必要

があります。

特に、食を通じた支援は行いやすく、地域の保護者も参加しやすいので、求められる支援が実施できる機会を多くもつことができます。たとえば、季節に合わせた行事の取り組みや、地域の状況をみながら食育などを通じて行えます。

1 食イベントなどを通じた地域家庭への支援

地域の子育て家庭において、子どもの食生活に関する悩みなどが、子育て不安の一因になることがあります。食に関するイベントを開催したり、食生活の助言を行ったりすることで、保育所への理解を深めてもらうだけでなく、子育て不安の軽減にもつながるでしょう。子育ての不安を軽減することで、家庭や地域の養育力も向上するでしょう。できる限り保育所の調理室などを活用し、季節に合ったイベントを実施したり、食生活に関する相談・支援を行ったりすることが大切です。

図表10-2でも触れたように、未就園の地域の子育て家庭への支援を目的とした離乳食などの食に関する相談や講座などを行うこともいいでしょう。

2 地域家庭への支援の例——給食体験

保育所に通園していない子どもたちは、給食を食べる機会はありません。毎食、保護者らが用意した食事を食べますが、ほかの家庭と比べることが難しいため、保護者は「子どもの発育にあった食事を提供できているか」を心配しているケースが多くみられます。現在は、インターネットや雑誌などで多くの情報があり便利な一方で、近隣の先輩から直接教えてもらうことは少なくなりました。インターネット等では、簡単に多くの情報が得られるというメリットはありますが、どの情報が自分の子どもに合っているのか、自分の食事が子どもの発育に合っているのかについて、知ることは難しいでしょう。

そこで、保育所で実際に提供している給食を試食してもらうという機会をつくった事例を紹介します。この事例では、参加する地域の子どもたちの年齢に合わせた給食を親子で試食してもらいました。同じくらいの年齢の子どもたちが、ふだんどんなものを食べているのか、保護者らは関心をもって試食していました。また、自宅で決まった人が食事をつくっているとメニューが偏ってしまうこともありますが、給食はバラエティに富んだメニューを提供していますので、自宅ではつくらないようなメニューなどもあります。ふだん自宅では出さないようなメニューの

ものを自分の子どもが食べている様子をみて、「こんな野菜や料理が食べられるのか」と驚く保護者も少なくありません。調理の仕方や味つけ、食材の種類など、基準として比較することができるので、大変参考になったという声も多く聞かれます。そして、同じような立場にある、近隣の保護者同士の交流をもちながら、ふだんの食生活について話すことができる機会にもなります。給食を食べながらですと、栄養士や保育士も相談にのりやすく、このような給食の試食という機会が、地域の保護者支援につながっています。

インシデント

　C保育園では、毎月、地域の1・2歳児の親子を対象に体験保育を実施している。この体験保育の一部で、「給食体験」も行っている。保育園で毎日提供している給食を一緒に食べながら離乳食の進め方、偏食や少食についての悩み、食事中のマナーなどについて相談を受けることもある。担当の保育士や栄養士が参加者の話を聞き、保育園で対応している様子をみてもらったり、食事の提供の仕方や離乳食のアイデアや献立の立て方、生活と食事の関係など具体的に伝えたり、提案することで育児のヒントにしてもらう。また、参加者同士も育児の悩みを共有し、意見交換できる機会になっている。

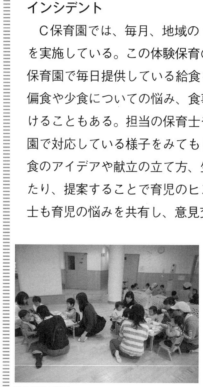
給食体験の様子。

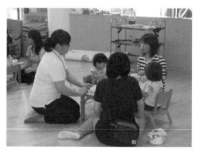
参加者から相談を受けることもある。

　このインシデントでは、給食体験を通して地域の保護者の悩みなどを聞き取り、適切な支援につなげています。園庭開放や給食の試食会などで、保育所に来所した保護者の様子を観察し、さりげなく話しかけることで相手からの相談を受けやすくすることも大切です。また、相談を受けた際には、しっかりと受け止め、専門的な助言が必要な場合は、栄養士や保健師など、適切な人につなぐことも必要でしょう。質問や相談を受けたことで、一人では回答が難しいときは、ほかの職員に相談して情報を共有するなどしましょう。もちろん、いろいろな相談を受けられる

ように、自分自身の知識を向上させたり、新しい情報を取得したりしておきましょう。

演習課題

①子育て中の地域の保護者向けイベントを企画して、準備するもの、気をつけること、当日の概要などを含めた計画案をつくってみましょう。
②乳児・幼児を育てる保護者が、どんな悩みを抱えやすいのか、特に食生活についてまわりの人と話し合ってみましょう。
③来月の保護者向けの食育だよりをつくってみましょう。季節に合わせた食文化や食習慣についても触れましょう。イラストなどを含めてもいいでしょう。

参考文献
レッスン8
　共生社会政策　「食育推進」　http://www8.cao.go.jp/syokuiku/
　厚生労働省　「保育所における食事の提供ガイドライン」　2012年
　厚生労働省　「保育所保育指針」　2017年
　厚生労働省雇用均等・児童家庭局　「楽しく食べる子どもに──保育所における食育に関する指針（概要）」　2004年
　内閣府政策統括官（共生社会政策担当）付食育推進室　「食育ガイド」　2012年
レッスン9
　赤松利恵・稲山貴代・衛藤久美他　「望ましい食習慣の形成を目指した学校における食育の評価」『日本健康教育学会誌』23（2）　2015年　145-151頁
　木戸康博　「栄養ケア・マネジメントの目標設定と計画立案」『栄養ケア・マネジメント』
　　医歯薬出版　2015年　57-67頁
レッスン10
　厚生労働省　「保育所保育指針」　2017年
レッスン11
　厚生労働省　「保育所保育指針」　2017年
　厚生労働省　「保育所保育指針の改定に関する中間とりまとめ」　2016年

おすすめの1冊

厚生労働省　『保育所保育指針』　2017年
厚生労働省が各都道府県に通達した保育所における保育の内容や方法等について定めた指針（ガイドライン）。2017年に発表された改定版では、保育所における食育の一層の推進を図るため、食育等に関する記載が充実した。

> コラム

食育の5項目

「保育所における食育に関する指針」では、食と子どもの発達の観点から食育の5項目を以下のように設けています。3歳以上の子どもについては、保育の5領域を統合した内容であり、5項目すべてを相互に関連させながら保育のなかで実現していくものと位置づけています。

1）「食と健康」
　食を通じて、健康な心と体を育て、自らが健康で安全な生活をつくり出す力を養う
2）「食と人間関係」
　食を通じて、他の人々と親しみ支え合うために、自立心を育て、人と関わる力を養う
3）「食と文化」
　食を通じて、人々が築き、継承してきたさまざまな文化を理解し、つくり出す力を養う
4）「いのちの育ちと食」
　食を通じて、自らも含めたすべての命を大切にする力を養う
5）「料理と食」
　食を通じて、素材に目を向け、素材に関わり、素材を調理することに関心をもつ力を養う

出典：厚生労働省「楽しく食べる子どもに——保育所における食育に関する指針」2004年、10-14頁

コラム

保育所における食育の推進について

　厚生労働省から都道府県等に出された通知に、「保育所における食育の更なる推進に努めていただきたい」とされた内容を一部要約して下記に述べます。

1　保育所における「食育の計画」の見直し等について
　　食事の提供を含む食育の計画を作成し、保育の計画に位置づけ、その評価および改善に努めることとしています。
2　保育所における食育の取り組みの推進について
　(1) 多様な暮らしに対応した食育の推進について
　　　「保育所における食育に関する指針」の普及を図り、その活用を促進し、家庭や地域とも連携のもと、楽しく食に関する体験ができるような取り組みを推進しています。
　(2) 食の循環や環境を意識した食育の推進について
　　　食に対する感謝の念や理解を深めていくため、生産から消費までの一連の食の循環を体験を通じて意識できるよう工夫するとともに、食事の提供に当たっては、「もったいない」という精神で食べ物を無駄にせず、食品ロスの削減等に取り組むなど、環境にも配慮した取り組みを推進しています。
　(3) 食文化の継承に向けた食育の推進について
　　　日本の豊かで多様な食文化が保護・継承されるよう、行事食を提供することなどを通じて、郷土料理、伝統食材、食事の作法等、伝統的な食文化に関する関心と理解が深まるような体験や保護者への情報提供も含めた取り組みが推進されています。
3　多様な関係者の連携・協力の強化による取り組みの推進について
　　地方公共団体、教育関係者、農林漁業者、食品関連事業者、ボランティア等、食育に関わるさまざまな関係者と主体的かつ多様に連携・協働した取り組みを推進しています。

出典：厚生労働省「『第3次食育推進基本計画』に基づく保育所における食育の推進について」（平成28年4月1日、雇児保発0401第1号）、2016年

第5章

家庭や児童福祉施設における食事と栄養

本章では、家庭や児童福祉施設において食事や栄養についてどのような課題があるか、現状はどのようなものかを学んでいきます。
食物アレルギーや先天性代謝異常症、食事行動の困難な子どもなど、特別な配慮を要する子どもの食事と栄養と合わせて、それぞれの配慮事項を学習します。

レッスン12　家庭における食事と栄養
レッスン13　児童福祉施設における食事と栄養
レッスン14　特別な配慮を要する子どもの食事と栄養

レッスン 12

家庭における食事と栄養

本レッスンでは、家庭における食事と栄養について学びます。家庭生活のなかで、どのような食事や栄養についての課題があるか、最近の状況はどのようなものかを知ることで、保護者や家庭への支援について考えたり、保育現場でどのようなサポートが必要かを考えたりすることの手がかりになるでしょう。

1. 子ども・保護者の食をめぐる現状

　乳幼児期は「食を営む力」の基礎を培う重要な時期であり、周囲の人との関係や食を通じて経験したさまざまなことが、身体だけでなく心の健やかな成長・発達にも大きな影響を与えます。そして、乳幼児期の心身の成長・発達に影響するだけでなく、味覚や食嗜好の基礎も培われ、成長していくなかでその後の食習慣にも影響を与えます。つまり、この時期の食生活や栄養については、生涯を通じた健康、特に生活習慣病の予防という長期的な視点で考えていく必要があります。家庭における食事と栄養を意識しておくことは、子どもの成長全体を見守ることにつながります。

　現代は、いつでもどこでも、好きなものを比較的簡単に「食べる」ことが可能な時代といえるでしょう。また、乳幼児の保護者でも働く人が増え、食事の準備に時間や手間をあまりかけられない、かけたくないと考える場合も多くなりました。このような家庭環境のなか、子どもの様子や乳幼児の保護者の「食」に対する考え方や意識も多様化してきたといえます。たとえば、家族の生活時間帯の夜型化、食事に対する価値観の多様化、それにともなって食事を共にする（共食）機会の減少、おやつの与え方への配慮不足、偏食、生活習慣病の若年化などの問題点がみられるようになりました。

1　朝食の欠食について

　朝食を「毎日食べる」子どもは9割を超えており（図表12-1）、ほとんどの子どもが朝食を摂取していることがわかります。これは、以前の状況と比較すると、改善されてきた結果だといえるでしょう。
　一方、保護者の朝食習慣をみると、毎日朝食を摂取すると答えた保護

参照
子どもの食生活の現状と課題
→レッスン15

◆補足
欠食
欠食とは、次の3つの合計である。
①食事をしなかった場合、②錠剤などによる栄養素の補給、栄養ドリンク剤のみの場合、③菓子、果物、乳製品、嗜好飲料などの食品のみを食べた場合

レッスン12　家庭における食事と栄養

図表 12-1 朝食習慣（子ども・保護者）（回答者：子ども2～6歳児の保護者、保護者0～6歳児の保護者）

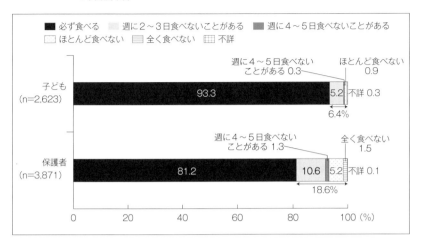

出典：厚生労働省雇用均等・児童家庭局「平成27年度乳幼児栄養調査結果の概要」2016年、19頁をもとに作成

図表 12-2 年代・性別ごとの朝食の欠食率（1～29歳）

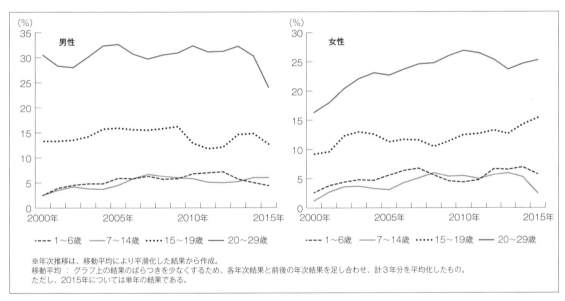

出典：厚生労働省「国民健康・栄養調査」（第10表）をもとに作成

者は81.2％にとどまっています。朝食を必ず食べると答えた保護者の子どもは、同じく朝食を食べている傾向がみられています。保護者の朝食への意識が子どもにも影響しています。

年齢別の朝食の欠食率を示した図表12-2をみると、30歳未満の欠食率は、男性はこのところほぼ横ばいですが、女性は10代で朝食を欠食する人の割合が増えています。それ以外の年齢期でも、最近でも欠食率

がいまだに高い年齢期もあります。男女ともに年齢が上がるほど欠食率が高くなり、20代の男女では2〜3割程度が朝食を欠食していることがわかります。30代までは、年齢が上がるほど朝食欠食が増えています。

子どもの頃に身についた食習慣を大人になって改めることは困難であり、子どものうちに健全な食生活を確立することが大切です。成長段階にある子どもが、必要な栄養を摂取して健やかな身体をつくり、さらには生涯にわたって健全な心身を培い、豊かな人間性を育んでいく基礎となります。子どもの頃の生活習慣が大人になっても続けられるように、朝食の大切さを教えていくことが必要でしょう。

2 朝食の質

また、朝食をとっていても、その内容の栄養バランスにも配慮が必要です。末子が1歳未満児の保護者に対して行った調査結果で、朝食にお菓子を与えると答えた保護者が乳児一人の場合で約12％、乳児に兄姉がいる場合には約8％、平均すると約10％いました。そのうちの約60％は、子どもの朝食をお菓子だけですませていたこともわかりました。育児で多忙なことが理由としてあげられますが、保護者自身の朝食の質に対する意識が低いということもいえます。

3 子どもの間食

子どもは発育が速いのですが消化器が小さいため、大人のように1日3回だけの食事では栄養が十分ではないとされ、定まった食事と食事の間に1〜2回の**間食***が必要であるとされてきました。しかし、近年では子どもの栄養状態の向上とともに、間食の考え方は変わってきています。子どものおやつ的間食は栄養補給（補食の意味）だけでなく、休息と喜びを与え、親や家族、友だちとの触れ合いの場になるといった広い視野からの考えもあります。食生活を含めた生活全体が規則的に営まれている場合に好ましい間食になるでしょう。すなわち、1日3回の食事が規則正しく、家族との団欒のなかでとられ、リズムのある生活が営まれている場合に間食は好ましいものとなりますが、幼児期は**夜食***として与えたり、子どものほしがるときに制限なく与えたりすることは、生活リズムを乱したり、将来の肥満やメタボリックシンドロームの原因にもなるため避けましょう。

4 こ食

家族が食卓を囲んで、ともに食事をとりながらコミュニケーションを

✳ 用語解説

間食
間食とは、1日3回の食事の間に食物を食べることをいう。

✦ 補足

間食の適量
運動量や体格の個人差もあるが、1日に必要なエネルギー量の10〜15％が目安となり、1〜2歳児は約100〜150kcal、3歳以降の幼児期後期では140〜240kcalである。水分と組み合わせ、単なる菓子類ではなく乳製品、いも類、炭水化物、果物類などがよい。

✳ 用語解説

夜食
夜食とは、夕食後2時間以上経過してから寝るまでの間に食べることを指す。

図表 12-3　1週間のうち、家族そろって一緒に食事（朝食および夕食）をする日数（18歳未満の子どものいる世帯　平成21年）

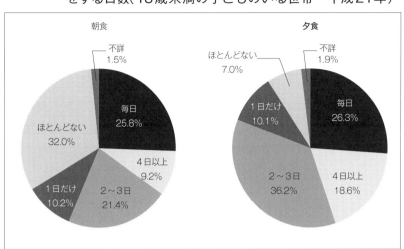

出典：厚生労働省「平成21年度全国家庭児童調査結果の概要」2011年、6頁をもとに作成

図ることは、食育の原点であり、子どもへの食育を推進していく大切な時間と場でもあります。しかしながら、近年は労働環境の変化や家族の生活時間帯の夜型化、食事に対する価値観の多様化などにより、家族や友人など誰かと一緒に食事をする（共食）機会が減少してきました。

「平成21年度全国家庭児童調査」結果をみると、18歳未満の子どものいる世帯で、一週間のうちで家族そろって一緒に朝食を食べる日数は、「ほとんどない」が32.0％で最も多く、家族そろって夕食を食べる日数は、「2～3日」が36.2％と最も多いものの、「ほとんどない」も7.0％となっています（図表12-3）。

そのために、家族と一緒に暮らしているにもかかわらず一人で食事をとる「**孤食**」が増加しています。ほかにも、複数で食卓を囲んでいても食べているものがそれぞれ違う「**個食**」、子どもだけで食べる「**子食**」、ダイエットのために必要以上に食事量を制限する「**小食**」や同じものばかり食べる「**固食**」、濃い味つけのものばかり食べる「**濃食**」、パン、めん類など粉からつくられたものばかり食べる「**粉食**」なども問題となっています。

これらのさまざまな「こ食」は、栄養バランスがとりにくく、食嗜好が偏りがちになります。また、コミュニケーション能力が育ちにくい、食事のマナーが伝わりにくいなど、食に関する問題点を増加させる要因となっています。

家族や友だち等と一緒の食卓で食事をすることは、子どもの心身の成長・発達の変化を日々観察することにもつながります。同じ食卓を囲み

ながら、食材や食文化のことを話したり、食事のマナーを教えたりすることで、「食を営む力」の基礎を培うことにつながります。食を通じたコミュニケーションは、子どもたちに食の楽しさを実感させ、心の豊かさをもたらすことができるでしょう。できるだけ「こ食」を避け、皆で楽しく食卓を囲むように心がけることが大切です。

2. 保護者の食生活の現状

　家庭における食事について考える際、子どもだけで食生活の内容を決定することは少ないでしょう。そして、食事の内容や食事のとり方において、何を大切と考えるかについては、保護者からの影響が大きいといえます。

1　保護者の食をめぐる意識

　保護者が子どもの食事で特に気をつけていることを2～6歳の保護者に尋ねたところ、図表12-4に示したように「栄養バランス」72.0％、「一緒に食べること」69.5％、「食事のマナー」67.0％の順でした。特に気をつけていることはない、と答えた保護者は1.7％しかおらず、多くの保護者が子どもの食事に対して何かしら気をつけていることがわかります。栄養バランスについて、保育士として保護者に助言することも求められています。食事のマナーを大切にしたいと考える保護者も多く、保育所などでも教えてほしいと考える保護者もいるでしょう。保育を行ううえで、子どもたちに直接働きかける食育も大切ですが、同時に、適宜、保護者に対しても食育や食に関する情報を提供することが必要です。

2　保護者の子どもの食に対する心配ごと

　保護者を取り巻く社会環境は大きく変化してきています。保育所に預ける保護者の場合、多くは共働きであることが多く、自宅で時間をかけた調理などを行うことが難しくなっています。単純に、時間や手間をかけて食事の準備をすることが素晴らしいという考えを押しつけるのではなく、食生活に対する保護者の意識に耳を傾け、多様化した生活習慣、家庭の食生活、食習慣に対応する知識や助言が必要となります。
　まずは、各家庭の状況を確認しつつ、保護者の気持ちを受け止めるようにしましょう。保護者を精神的に追い詰めることのないよう、ゆっくりと時間をかけて関係をつくり、親子の関わりが健やかに形成されるよ

レッスン12　家庭における食事と栄養

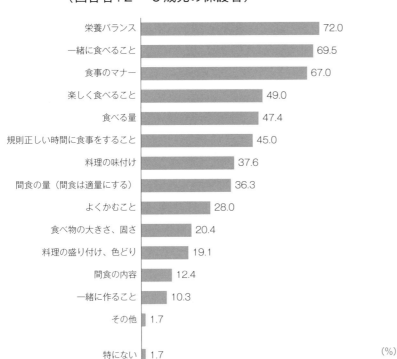

図表 12-4 子どもの食事で特に気をつけていること
（回答者：2〜6歳児の保護者）

出典：厚生労働省雇用均等・児童家庭局「平成27年度乳幼児栄養調査結果の概要」2016年、14頁をもとに作成

うに接することが大切です。

　現在、子どもの食事について困っていることは、2〜3歳未満では「遊び食べをする」と回答した保護者の割合が41.8％と最も高く、3歳児以上では「食べるのに時間がかかる」と回答した保護者が最も多くいました。「困っていることは特にない」と回答した保護者は、割合の高い5歳以上でも22.5％にとどまっており、約8割の保護者が子どもの食事について、何らかの困りごとを抱えていることがわかります[1]。

3. 家庭で取り組む食育を目指して

　保育所などで食育に熱心に取り組んだとしても、家庭で実践されなければあまり意味がありません。また、子どもが「保育所は特別な場所だから」と考えてしまいます。できるだけ家庭でも取り組める食育の情報

▶出典
[1] 厚生労働省雇用均等・児童家庭局「平成27年度乳幼児栄養調査結果の概要」2016年

図表12-5 子どもにお手伝いをしてもらうときの例

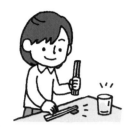

①準備をする
お店で買ってきたものを冷蔵庫に片づけたり、冷蔵庫から食材を出したり、準備をするなかで、食材の名前を覚えたり特徴を知ったりできる。お箸やコップを並べるなどの食卓の準備も大切なお手伝い。

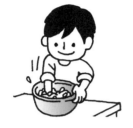

②洗う
野菜を洗ったり、お米を研いでもらったりする。お米はザルなどを利用する。

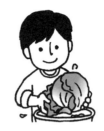

③ちぎる
レタスや葉物野菜をちぎってもらう。厚揚げや豆腐をちぎって料理に使っても楽しめる。

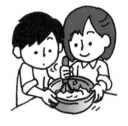

④まぜる
手で混ぜたり、泡だて器で混ぜたりするなど、楽しい動作で子どもが喜ぶ。二人で行うときには、片方がボウルを押さえるなど、協力し合える。

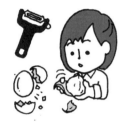

⑤むく
小さなうちは、卵の殻や玉ねぎ、豆のすじとりなどをしてもよい。少し大きくなってきたら、ピーラーをもたせて皮むきを経験させてみるのもよい。ただし、ピーラーも刃物であり、危険なので、刃の向く方に手を置かないなどの基本ルールをしっかりと教える。

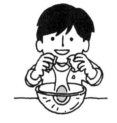

⑥割る
卵を割るのは難しいが、何度も失敗を重ねながら挑戦すればできるようになる。

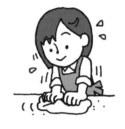

⑦こねる
パンやクッキー、ナンなどの生地をこねたり、形を整えたりする作業もよい。粘土や土いじりなどの遊びの延長の感覚でできる。

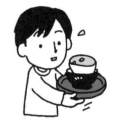

⑧片づける、拭く
片づけも大切なお手伝い。自分が食べたものだけでなく、皆で使ったお皿なども片づけてもらい、テーブルの上を台拭きで拭くなどの作業もよい。

出典：武庫川女子大学生活環境学部食物栄養学科北村研究室製作「親子で作ろう！ 楽しい食卓BOOK」 2014年11月をもとに作成

を保護者に提供することで、保護者との連携ができ、保護者の悩みの改善にもつながるでしょう。

　家庭でも実践できる取り組みとして「食事準備のお手伝い」があります。幼児によるお手伝いは、保護者にとっては、余分な作業や心配事が増えたり、時間がかかったりすることがあり、敬遠されることもありますが、一緒に取り組めば大切なコミュニケーションの場にもなるでしょう。また、仕事をまかせることで責任感が生まれ、食への興味も深まります。図表12-5に、子どもにお手伝いをしてもらうときの例を紹介し

ます。子どもにお手伝いをさせるときには、何度も声をかけ、適切なタイミングでフォローをして大きなけがをしないようにしましょう。また、うまくいかなくても褒めることを忘れず、手伝ってくれたことに対する感謝の気持ちを伝えることを忘れないようにしましょう。そういった細やかな配慮が、子どもたちの意欲につながります。

演習課題

①担当している幼児4歳6か月の子どもが、毎日の朝食を欠食しているようです。保育士として、その幼児の保護者にどのような関わりができるか考えてみましょう。

②自分自身のお箸の持ち方を確認し、まわりの人と教え合ってみましょう。

③保護者が子どもの食事で困っていることについて、どのような助言ができるかグループで話し合ってみましょう。

レッスン13

児童福祉施設における食事と栄養

児童福祉施設における食事は、子どもの健やかな発育・発達および健康の維持・増進の基盤となるうえ、望ましい食習慣および生活習慣の形成に大きな役割を果たします。子どもの状況を把握し、各職員間で連携・協働しながら食事の提供および栄養管理を各施設の特性に合わせて進めていくことが重要です。

1. 児童福祉施設の種類と特性

1 児童福祉施設の種類

入所・生活型施設と通園・通過型施設、また「医療法」に規定する病院としての設備や職員を配置する医療型施設とそれらを必要としない福祉施設に分けられます。

2 児童福祉施設の特性

児童福祉施設は「児童福祉法」に基づき、18歳未満のものを対象とし、身体や精神に障害のある児童、家庭環境に問題のある児童も対象とします。したがって個々の児童が抱えている問題や状況をよく理解し、対応することが必要です。また、対象者は心身の発育期にあるため、年齢や発育段階に応じた栄養量も確保する必要があります。食事内容も家庭的で温かみのあるものとし、情緒面でも教育面でも担う役割は大きいです。保育を下支えする施設の食事は、子どもの健やかな発育・発達を目指し、子どもの食事・食生活を支援するものであることが必要です。

給食を実施している児童福祉施設は図表13-1のようにおのおのの特性があります。それぞれの施設の特性に応じた食事づくりのために、栄養量、入所者の心身の状況、嗜好等に考慮したものでなければなりません。施設で提供される食事や栄養・健康管理は施設の保育・養護の目標を下支えするものです。

施設の食事の目的は、施設によって異なる部分もありますが、大きく分けると次の5つがあげられます。

1) 一人ひとりの子どもの発育・発達・栄養状態に見合った栄養量の補給をする。
2) 楽しく食べ、心休まる体験を積み重ねる。

図表 13-1 主な児童福祉施設の種類と食に対する目的

	施設の種類	対象児童の特徴	施設の目的	給食の目的
通所	保育所	病気、就労、出産その他さまざまな理由で保育に欠ける新生児～幼児	年齢や子どもの発育・発達など個人差を考慮した保育を行う。保護者を支援する。	子どもの発育・発達に適応した食事の提供により健康を維持する。
入所	乳児院	乳児虐待や家庭問題による養育者の不在。乳児自身の障害など、2歳児未満	乳児の健康を維持増進し、心身ともに健全な子どもに養育する。	発育・発達に適応した授乳や離乳食の提供により、規則的におなかがすくリズム、穏やかな心と健康を維持する。
	児童養護施設	乳児を除き、保護者のない児童、虐待されている児童、そのほか環境上養護を要する児童	児童の健康の維持増進と心身ともに健全な子どもに養育する。自立支援を行う。	発育・発達に適応した食事により心身の健康の維持と自立支援の一環として食を営む能力を支援する。
	障害児入所施設	知的障害の児童	生活を保護するとともに、できるだけ独立できるように、自活に必要な知識技能を与える。	
		視力がまったくない児童や、強度の弱視および聴覚障害の児童で日常生活が困難である児童	日常生活の介護や介助を行うとともに、機能訓練など将来自立して生活できるように必要な指導・援助を行う。	発育・発達に適応した食事を味わい、食育や自立支援の一環として食を営む能力を支援する。
		上肢、下肢、体幹に機能の障害がある児童	治療と、できるだけ独立できるように、自活に必要な知識技能を与える。	個々の成長に合わせた栄養管理を行い、自分で食べることができるように支援を行う。
		重度の知的障害および重度の肢体不自由が重複している児童	生活を保護するとともに、治療および日常生活の指導を行う。	障害に配慮した栄養食事提供を行い、自分で食べることができるように支援を行う。

3) 将来の自立に向けた、食事を含めた体験を積み重ねる。

4) 虐待を受けた子どもに対しては、心が安らぐコミュニケーションができるように工夫する。

5) 障害児のための施設では、個別の障害児の栄養・健康状態の維持を目的に障害の程度に合わせてケアを行う。

子どもが将来、健康に生活していけるようにするには、子どもの頃からの食習慣の形成や食文化継承など、総合的な知識やスキルが必要です。その概念を図表13-2に示します。そのなかでは4つの柱を基本に、厚生労働省から児童福祉施設へさまざまな栄養・食事提供に関する法律やガイドラインが通知されています。

◆補足

食事提供における4つの柱

児童福祉施設では、「心と体の健康の確保」「安全・安心な食事の確保」「豊かな食体験の確保」「食生活の自立支援」の4つの柱を基本として子どもの食事・食生活の支援を行い、子どもの健やかな発育・発達に資することを目指すことが大切である。

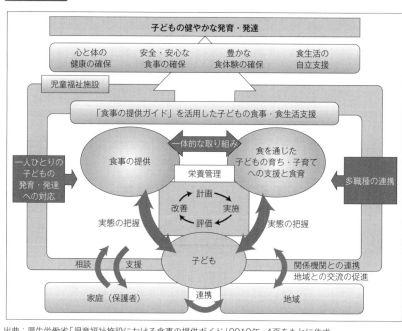

図表13-2 児童福祉施設における食事提供の考え方

出典：厚生労働省「児童福祉施設における食事の提供ガイド」2010年、4頁をもとに作成

2. 保育所

1 保育所における食事

　保育所は保護者の就業や病気、そのほかの理由で日中十分に保育に従事できない家庭に対し、子育て支援を行う児童福祉施設です。当該施設内で調理が行われますが、満3歳児以上の児童においては、食事の提供に限り、公立私立を問わず外部搬入が可能です。**栄養士が配置**されている場合は、その**専門性を生かし児童の健全な生活の基本としての食を営む力の育成に努める**ようにします。提供される食事が入所する子どもの健全な発育・発達や健康状態に大きな影響を与え、加えて望ましい食習慣や生活習慣形成の基盤になるなど大変重要な意味をもっています。

　保育所では、「施設で食べる食事によって栄養を補給することができる」またその「摂取量の割合が高いほど健康状態、栄養状態への影響は大きい」ことが特徴ともいわれています。また、昨今の「食」を取り巻く事情を踏まえ、施設での食事の提供を一体的な取り組みとしてとらえています。それは施設で給食を食べること自体が**「食育」**（栄養教育）であり、子どもにとっては1回1回の給食が「体験を積み重ねる」場であると考えられているからです。食事の提供に当たっては、とくに離

➡補足
栄養士の配置
保育所には栄養士の必置義務はない。

乳食、アレルギー、体調不良の子どもなどについて個別の配慮と対応が求められています。

厚生労働省では食育の推進に当たり、次の**「保育所における食育に関する指針」**を示しています[†1]。

> 1) お腹がすくリズムのもてる子ども
> 2) 食べたいもの、好きなものが増える子ども
> 3) 一緒に食べたい人がいる子ども
> 4) 食事づくり、準備にかかわる子ども
> 5) 食べものを話題にする子ども

▶ 出典
†1 厚生労働省雇用均等・児童家庭局「楽しく食べる子どもに──保育所における食育に関する指針」2004年

2 栄養・食事の考え方

保育所では、次のような目標をもって給食を運営します。

> 1) 心身の健全な発育・発達のために必要な栄養を取り入れる。
> 2) 栄養バランスのとれた食事を通して、食品の組み合わせ方や選び方に気付く。
> 3) 幅広い食品や料理を体験し、受け入れられる食物を豊富にしていく。
> 4) 規則正しい食事時間や食事量から食事のリズムを身につける。
> 5) 仲間と一緒においしく楽しく食べることの大切さを学ぶ。
> 6) 手洗いやあいさつ、姿勢や箸使い、マナーなどの望ましい習慣を身につける。

保育所給食の栄養管理について具体的に示します。保育所では昼食1回とおやつを2回（1～2歳児）または1回（3～5歳児）を提供するのが一般的ですが、保育時間の延長によりさらに間食が提供される場合もあります（図表13-3）。

離乳食は保護者と連携をとり、子どもの成長を確認しながら進めることが大切です。保育士と連携を取りながら、栄養士は離乳食日誌に給食の写真を貼り、調理ポイントや硬さの工夫を紹介したり、子どもの食べている様子を報告したりすることで保護者をサポートすることができます。さらに、保護者に家庭での食事内容を離乳食日誌に書いてもらうことにより日々の離乳食の進め方を確認することもできます。

図表 13-3　1～2歳児および3～5歳児の1日当たりの摂取基準量と園での目標量

		エネルギー(kcal)	たんぱく質(g)	脂質(g)	ビタミン A (IU)	ビタミン B₁ (mg)	ビタミン B₂ (mg)	ビタミン C (mg)	カルシウム (mg)	鉄 (mg)
1～2歳児	1日当たりの摂取基準	1,000	20	27	400	0.5	0.6	40	400	4.0
	園での目標量	500	10	14	200	0.3	0.3	20	200	2.0
3～5歳児	1日当たりの摂取基準	1,400	20	38	450	0.5	0.6	40	600	5.5
	園での目標量	560	8	16	180	0.2	0.2	16	240	2.2

3. 乳児院

　乳児院は、主に2歳未満の乳児を入院させて養育し、合わせて退院したものも含めて援助を行う施設です（保健上、安定した生活環境の確保その他の理由により特に必要のある場合には、幼児を含む）。近年、この施設への入所理由は育児放棄や虐待による保護によるものが多いため、十分な栄養が与えられていない乳児には、発育・発達や心の形成が良好でない事例が多くみられます。そのため、入院から退院までの間にはできるだけ早く良好な栄養・健康状態に回復させ、適切な養育を行う必要があり、授乳や離乳食の面では次のような配慮が必要です。

1　入所時の対応

　入所時の子どもの状況を把握し、管理栄養士、栄養士、調理員、保育士、看護師、臨床心理士などの職員で情報を共有することが重要です。そのために、子どもの情報の把握方法を決め記録簿を作成し、給食委員会で子どもの情報を共有化し、さまざまな取り組みを行う必要があります。入所時に子どもの状況を把握した内容により、養護の方針や食べ方の段階がわかり、授乳や離乳食の方針が決まります。日々の職種間の情報交換や、乳児一人ひとりに応じた調整を給食委員会によって一定期間ごとに見直しを行うことが質のよい保育につながります（図表13-4）。

2　離乳

　乳児期の離乳は、十分な乳汁を与えることです。十分飲んで生理的な満足感を得ることの繰り返しは、やがておなかが空くリズムをつくり、幼児期に決まった時間におなかがすき、規則的な食事時間に食欲が出る

図表13-4 入所時の把握から授乳や離乳食の決定手順

1. 授乳や離乳食の状況	ケースワーカーや家族などからの情報により、アレルギーの有無などの入所前の家庭での食に関する状況を把握する。情報源には、病院での看護記録などの記録もあるので閲覧や情報が得られるようなシステムをつくり、アセスメントできるようにする。
2. 乳汁・離乳食の与え方の検討	対象児情報をもとに、入所後の授乳や食事について、乳児に適切な方法を検討する。
3. 身体的な障害などの把握	低出生体重児や発達遅滞、発育障害、身体的な障害などがある場合は、それらの事由を加味する。緊急入所などで情報が得られない場合は、身長、体重、月齢などから判断し、その後は実際に食べている様子などから調整する。
4. 授乳・離乳食の進め方の進度を決定する	授乳・離乳食の進め方のランクおよびその形態や栄養量などの目安の基準を取り決め、一人ひとりに合うように調整していく。
5. 授乳・離乳食の進度別の基準を1日単位で段階別に決める（管理栄養士のもと）	授乳：1回のミルクの量と回数 離乳食：離乳時期、主食・副食の量、内容、形態（やわらかさ、きざみ方の程度など）

出典：厚生労働省「児童福祉施設における食事の提供ガイド」2010年をもとに作成

ための基礎となるでしょう。個々の子どもごとに成長曲線や生活状況、授乳記録が記載された帳簿を準備し、記録しておくと個々の子どもの状況をほかの保育者と共有できます。

個々の子どもの発育や発達に合わせて離乳を開始します。口に食物をいれてかみ、飲み込む一連の動きは、**吸啜反射**＊のように生まれながらに備わったものではなく、生活体験の積み重ねがトレーニングになり、固形物を食べることができるようになります。

保育士が管理栄養士・栄養士・調理員とよくコミュニケーションをとり、全員で子どもたちの授乳・食事時間の様子をみることができるように配慮することも子どもにあった献立や特別な配慮が可能になる方法の一つです。栄養士が食事場面を頻繁に観察し、食べ方を観察したり、保育士と連携して形態を調整したり、嗜好に合わせた調整をしたりすることにより、離乳食の開始が遅かった子どももスムーズに幼児食まで移行することがよくあります。給食担当者は、毎回子どもを観察することは難しくても、時折情報交換を兼ねて保育室を回るとよいでしょう。

4. 食事提供

児童福祉施設の食事の提供に関する援助および指導は、児童福祉施設の所管部が主体となり、必要に応じて保健所の助言を得ながら実施しま

＊ 用語解説
吸啜反射
唇に触れるものがあると何でも吸おうとする動き。
→レッスン1

す。

　児童福祉施設の給与栄養目標量は「児童福祉施設における食事の提供に関する援助及び指導について[†2]」および「児童福祉施設における「食事摂取基準」を活用した食事計画について[†3]」の規定に準じます。実践にあたっては、「**児童福祉施設における食事の提供ガイド**[†4]」を参考にします。

　食事提供は、以下の手順で進めます。

①対象の子どものアセスメントをする。

　男女別、身長・体重、カウプ指数を把握し、発育状況を確認し、成長曲線に合わせて評価します。運動量など生活活動量の高低を判断し、「日本人の食事摂取基準」に基づいて独自の数値を算出したうえで給食の計画が行われます。

②同じ質や量で対応する子どもをグループ化する。

③食事計画を立てる。

④給与栄養量の基準を決める。

　提供する食事のエネルギー量および栄養素量を決定します。考慮すべき栄養量はたんぱく質、脂質、炭水化物、ビタミンA、ビタミンB_1、ビタミンB_2、ビタミンC、カルシウム、鉄、ナトリウム、食物繊維です。たんぱく質エネルギー比は10〜20％、脂質エネルギー比は20〜30％、炭水化物エネルギー比は50〜70％を目安とします。おやつについては、発育・発達状況や生活状況に応じて、1日全体の10〜20％程度を目安とします。

⑤献立作成基準をつくる。

　給与栄養量の基準と施設として目指す食事内容です。施設の食事提供などから、献立作成に当たっての基準を作成します。

⑥品質基準を設定する。

　料理区分ごとのおよその量や調味割合料理の形状（滑らかにすりつぶした状態、歯ぐきでつぶせる固さなど）の基準を決めます。

⑦期間献立を作成する。

　行事なども配慮しながら一定期間（1週間や1か月単位など）の献立を立てます。

⑧作業指示書、作業工程表などを作成する。

　献立作成の実際は、食品群別の食品構成表を目安にして栄養バランスのよい献立が作成されます。3〜5歳児食を基本献立に、食材や調味料の量を加減することで、1〜2歳児の食事を、また同じ食材をやわらかく煮込んだり刻んだりすることで離乳食に調整することができます。

▶**出典**

†2　厚生労働省「児童福祉施設における食事の提供に関する援助及び指導について（平成27年3月31日、雇児発0331第1号、障発0331第16号）」2015年

†3　厚生労働省「児童福祉施設における「食事摂取基準」を活用した食事計画について（平成27年3月31日、雇児発0331第1号）」2015年

†4　厚生労働省雇用均等・児童家庭局「児童福祉施設における食事の提供ガイド」2010年

5. 児童養護施設

1 入所時の特徴

　児童養護施設の入所理由は親自身の病気や経済的理由、親からの虐待など、何らかの理由で家庭生活を続けることができない場合が多く、近年は障害をもつ子どもの入所も増えています。

　子どもにとって家庭は安心して家族と生活することが自然な暮らしですが、それができない苦悩は計り知れないものです。心と体の成長において、満たされない愛情と生きることへの不安は、食事に現れる場合が多く、特定の食品しか食べない、一度に大量に食べる、食事を食べない、特定の食品を異常に嫌がるなどの行動がみられます。心穏やかに施設のスタッフなど他者を信頼するきっかけとなるよう、個々の状況に合わせた配慮が必要です。

2 児童養護施設における食事の提供

　児童養護施設においては、子どもたちの健やかな発育・発達を促す食事の提供、社会的自立に向けた栄養・食生活支援につながる食育の推進をすることが必要です。個人への対応は一人ひとりの要求をすべてかなえるということではなく、適切な食生活を送ることができるようにその子どもの状況に合わせて支援することが重要です。また、子どもたちの食事の様子や食具の使い方、他者との関わり方など、食事場面で得られる情報は子どもと生活をともにすることの多い保育士、児童指導員などの職員に限らず、食事の提供に携わる管理栄養士・栄養士や調理員も含めた多職種で共有し、それぞれの専門性を生かしながら連携を図り、子どもの養育につなげていくことが重要です。

　成長や発達に合わせた食具やいすの高さなどに配慮します。テーブルクロスの使用やテーブルを囲む人数は、食を楽しむうえで重要であり、家庭的な食環境づくりに努めます。食堂に決められた席があることにより「自分の居場所」が確保されて安心して食事をすることができ、心の安定をもたらします。

6. 障害児入所施設の給食

1 知的障害児・肢体不自由児

　知的障害児・肢体不自由児の障害は多様であり、体位や行動に差がみられるばかりか、咀嚼（そしゃく）・嚥下（えんげ）に障害をもつ児童がみられることから、特に**個々に適した調理形態や食品選択への配慮**が必要です。障害児の特性に応じて、摂食機能や食行動に発達を促す食事の提供が行われています。障害児にとって生活の楽しみを感じることのできる食事であることも大切です。

2 重度心身障害児

　重度心身障害児は、生活の自立が不可能な重度の知的障害および重度の肢体不自由が重複していることが多く、食事介助が必要となる場合が多いです。個々に必要な栄養量を確保できるように、食物摂取能力に合わせて食事形態（流動食・ミキサー食・刻み食・軟食）の工夫をしたり、食事量を調整したりすることが必要です。なお、栄養補給法には経口栄養補給法と経腸栄養補給法などがあります。

7. 食中毒予防のための衛生管理

　最近の日本の食中毒の発生状況は年に約1,000件で、食中毒は年間を通じて発生しています。近年細菌性およびウイルス性食中毒が増加し、自然毒・化学物質に起因する事件数が減少しています。カンピロバクター、ノロウイルスが主な原因となっています。原因食品別食中毒発生状況は、魚介類による食中毒が最も多くなっています[5]。

　現在、大量調理の衛生管理は、**HACCP（危害分析重要管理点）の概念**に基づいて行います。HACCPはHazard Analysis and Critical Control Point の略称です。HACCPシステムのもととなる概念は、米国において1960年代に開始された宇宙開発計画（アポロ計画）で、宇宙食の安全性を確保するシステムとして考えられました。

　食中毒の予防3原則は菌を「つけない」「ふやさない」「殺す」を考慮し衛生管理を行います。

　食中毒予防のための衛生管理において、次の点に注意します[6]。

①調理従事者に下痢、発熱、嘔吐などの症状がないか、健康状態を点検

▶出典
[5] 厚生労働省「平成28年（2016年）食中毒発生状況」2017年

▶出典
[6] 富岡和夫・冨田教代『給食経営管理論（第4版）』医歯薬出版、2016年

します。また、調理従事者は清潔な白衣・帽子・マスクを着用し、手指の洗浄と消毒を行っているかの衛生状況を確認します。
②飲用可の水を使用し、残留塩素濃度0.1mg/L以上であるかどうか確認します。納品時の原材料の温度、鮮度、賞味（消費）期限などを確認し、T-T・T（time-temperature tolerance：時間－温度許容限度）を用い保管します。
③加熱調理食品は、中心温度75℃1分以上（ノロウイルスの感染の恐れのある食品の場合は85～90℃で90秒以上）加熱します。
④調理後2時間以内に供食します。二次汚染防止のための調理用具の衛生や使い分けに気をつけます。
⑤加熱調理後食品を冷却する場合、食中毒菌の発育至適温度20～50℃の時間をできるだけ短くするため、30分以内に中心温度を20℃付近まで冷却します。喫食まで時間がかかる場合、必ず10℃以下または65℃以上で保管し細菌の繁殖を防ぎます。

8. 緊急災害時の献立作成

　給食施設では災害時においても毎回の食事を提供しなければなりません。ライフラインの復旧や物資の届くまでの2～3日分の備蓄品を準備しておく必要があります（図表13-5）。保育所や乳幼児を中心とする施設では交通網遮断や帰宅時の安全が確保されない等の緊急時を想定し、施設内で検討が必要です。特殊調整粉乳（粉ミルク、アトピー用粉ミルク、ミネラルウォーター、乳幼児用缶ジュース、ベビーフードの缶詰など、乳幼児用菓子類を備蓄します。さらに使い捨ての哺乳びん調乳セット一式、離乳食用にすりつぶすための用具も準備しておきます。
　施設に適した食物を確保するために、非常用献立を作成します。献立作成に当たっては通常の流通経路が確保できないことを予測し、応急体制が整うまでの3日分程度を目安にします。1日目は水道・ガス・電気いずれも使用不可能な事態を想定し、2日目以降はライフラインがある程度回復し、使用可能であることを前提とした献立を作成します。

図表13-5 長期備蓄品食品例

サバイバルフーズ (保存期間5年)	アルファ米、おかゆ、鮭ごはん、ポークカレー、クリームシチュー、オニオンスープ、スティッククラッカー
飯缶 (賞味期間5年)	チキンピラフ缶、ドライカレー缶、ビーフカレー缶、赤飯缶、たけのこ飯缶、あなご飯缶、きのこ飯缶、石狩弁当
飯パック (賞味期間2年)	白飯、わかめご飯、きのこめし、かにめし、いかめし、山菜おこわ、ドライカレー、チキンライス、ピラフ
かゆパック (賞味期間10か月)	白かゆ、玄米かゆ、紅鮭かゆ、卵かゆ、梅かゆ
そうざい缶 (賞味期間3年)	切り干し大根味付煮、ひじき味付煮、五目豆味付煮、ポークビーンズ、混合野菜味付煮、野沢菜味付煮、かぼちゃ小豆煮
そうざい缶 (賞味期間2年)	ビーフカレー、チキンカレー、ハッシュドビーフ、ビーフシチュー、肉大和煮、すき焼き煮、焼き鳥、さんま蒲焼、さばみそ煮、ポテトサラダ
そうざいパック (賞味期間2年)	カレー、ビーフシチュー、豚丼の素、牛丼の素、親子丼の素、かに玉
パン・めん類等	米、パン缶詰、水戻しもち、乾めん（そば、うどん、そうめん、スパゲティ、マカロニ）、即席めん、乾パン、クラッカー、ビスケット、クッキー、コーンフレーク
果物缶 (保存期間4年)	みかん、白桃、パイナップル、フルーツミックス、フルーツみつ豆、杏仁豆腐
缶ジュース	りんご、オレンジ、ぶどう、ミックス、野菜、トマト
その他飲み物	ミネラルウォーター、お茶、ウーロン茶、スポーツ飲料、即席みそ汁、即席すまし汁、即席スープ、スキムミルク
漬物・佃煮等	梅干し、梅びしお、のり佃煮、塩昆布、ふりかけ、味付けのり
乾物	切干し大根、干ししいたけ、わかめ、昆布、花かつお、麩、高野豆腐
調味料	しょうゆ、みそ、砂糖、塩、ソース、ジャム（人工甘味料使用、減塩用も考慮する）
その他	経管栄養剤（液状・粉末）、ベビーフード、粉ミルク

出典：富岡和夫・冨田教代『給食経営管理論（第4版）』医歯薬出版、2016年

演習課題

①厚生労働省は食育の推進に当たり、次の「保育所における食育に関する指針」を示しています。穴埋めをしましょう。

　①（　　　　　　）リズムのもてる子ども
　②（　　　　　　　）が増える子ども
　③（　　　　）人がいる子ども
　④（　　　　）、準備にかかわる子ども
　⑤（　　　　　）を話題にする子ども

②子どもの健康状態および栄養状態に特に問題がないと判断される場合、考慮するのが望ましいエネルギーと栄養素についてどのようなものがあるかを考えてみましょう。

③児童福祉施設の種類別に給食の目的をまとめてみましょう。

レッスン 14

特別な配慮を要する子どもの食事と栄養

本レッスンでは、子どもたちの食生活で問題となる、1）食物アレルギーの子どもの問題、2）先天性代謝異常症の子どもの問題、3）食事行動の困難な子どもの問題について学習します。

1. 食物アレルギー

1 食物アレルギーの広がりと現状

　日本におけるアレルギー疾患（ぜんそく・花粉アレルギー・アトピー性皮膚炎・食物アレルギーなど）の患者数は、他の先進国と同様に年々増加傾向にあり、最近の調査によれば、おおまかに国民全体の2人に1人が、何らかのアレルギー疾患を有すると推測されています。さらに食物が原因で起こる食物アレルギーについては、最近の厚生労働省の調査報告[†1]で、乳幼児の14.8％にその症状が認められたとしています。すなわち乳幼児の約7人に1人が食物アレルギーで苦労しているという状況です。

　食物アレルギーについては、それぞれ特定の原因食品や原因食材によりアレルギー反応が起こりますが、その症状は、いわゆるじんましんや発赤などの皮膚症状、充血や浮腫などの眼の症状、またくしゃみ、鼻汁などの鼻の症状、口やのどの違和感やかゆみ、呼吸困難などの呼吸器症状、腹痛や下痢などの消化器症状などのさまざまな症状が、単独あるいは複数合併して現れます。さらに、全身性のアレルギー反応である血圧低下や呼吸困難や意識障害をもたらす**アナフィラキシー**という重篤な症状を表す場合もあります。

　これまでの調査では、乳幼児での食物アレルギーの発症頻度が最も多い原因食品は、第1位が鶏卵、第2位牛乳、第3位小麦などです。このことと関連して、「食品表示法」で、市販の食品中の食物アレルギーの原因食材についてその表示義務が定められています。すなわち上記の鶏卵、牛乳、小麦のほかに、エビ、カニ、そば、落花生の合わせて7食材の「表示義務」が決められています。これは、すでに示したように鶏卵、牛乳、小麦は乳幼児などでの食物アレルギーの発症頻度が高く、そして

▶ 出典
[†1] 厚生労働省雇用均等・児童家庭局「平成27年度乳幼児栄養調査結果の概要」2016年

参照
アナフィラキシー
→レッスン6

そば、落花生はアナフィラキシー反応などの重篤なアレルギー反応が起こる危険性が高いためです。またエビ、カニは、最近成人などでその発症率がきわめて高く、アナフィラキシー反応などの重篤なアレルギー反応の可能性もあることが理由です。さらにそのほかの食物アレルギーの「表示推奨」食材として上記の表示義務7食材以外の大豆やあわびなどをはじめとする20種類の食材があげられています（ただし表示義務はありません）。以上のことから、日常生活で食品や菓子類などを購入したときに、その食材の成分表を見て、アレルギー食材が含まれていないかをチェックする習慣を身につけることが大切です。

2 アナフィラキシーショック

　食物アレルギーのなかで、非常に強い全身性のアレルギー反応のために、血圧低下や呼吸困難、昏睡状態などの全身のショック状態を起こす場合がありますが、これを**アナフィラキシーショック**とよびます。この反応は食材が体内へ入ってから数分後に起こる場合もあり、非常に早い全身反応です。アナフィラキシーショックにつながる免疫反応については、問題となるアレルゲン（抗原）が体内に入ると秒の単位で連続した免疫反応が起こることを理解しなくてはなりません。子どもに対応する者が、この危機管理に対する理解がなかったために重篤化をもたらす場合がしばしばあります。以上のような問題に対して、できるだけ早くショック症状を和らげ、改善するために「エピペン®」といわれるエピネフリン（アドレナリン）注射で対応します。このエピペン®は、食物アレルギーによるアナフィラキシーショックのみでなく、ハチなどにさされたときに起こるアナフィラキシーショックに対してもきわめて有用なものなので、各保育所・各幼稚園で常備することが望ましいでしょう。

　アナフィラキシーに関連した問題として、一定レベル以上の運動をすると血液循環が激しくなりますが、その状態でアレルゲンが体内に存在すると、激しいアレルギー反応（嘔吐、下痢、血便、意識障害など）が起こる場合があります。これを**食事依存性運動誘発アナフィラキシー**といいます。原因となるアレルギー食品を摂取した後に運動をした場合、あるいは運動をした後に原因食品を摂取した場合の両方でアナフィラキシーの症状が出る可能性があります。

　ある調査では、原因食材としては、第1位小麦、第2位エビ・カニなどの甲殻類で、最も多い発症年齢は中学生や高校生とされます。発症年齢についてはこの時期に激しい運動をする機会が多いためと考えられますが、それ以外の年齢の乳幼児でも起こる場合があります。特にアスピ

リンを含む風邪薬をのんだり、入浴などで全身をあたためた場合に、このアナフィラキシーが増強される場合があるので、注意しなければなりません。食事依存性運動誘発アナフィラキシーの応急処置としては、アナフィラキシーショックの場合と同じく、エピネフリン注射（エピペン®）で初期対応をして、その後、専門病院で治療を受けることが望ましいとされています。

3 食物アレルギーの原因としくみ

そもそも食べ物は、生物にとって外界から入る異物です。しかもそのほとんどが、生物起源の異物です。そのためこの異物に対して高等動物が長年の適応進化の結果、つくり上げてきた生体防御機構が働きます。その主役が**免疫防御システム**です。一般に、侵入した病原微生物（細菌やウイルスなど）の感染に対して、この免疫システムが防御的に働く場合は、その個体にとってメリットとなりますが、逆に食物や花粉などに含まれる抗原（アレルゲン）により、生体内で食物アレルギーや花粉アレルギーなどによるさまざまな炎症反応を起こす場合は、私たちにとってはデメリットとなります。

もともと高等動物の体内には、食品中のたんぱく質などを異物（抗原・アレルゲン）として認識するシステムが存在しています。特に食物と消化器との関連でいえば、小腸を中心とした消化器官にいわゆる「腸管免疫機構」が存在し、食物アレルギーなどを起こす中心的な役割を果たしています。これを「消化管免疫」とよぶ場合もあります。たとえばヒトでは典型的な免疫担当細胞であるリンパ球は、全身の約60％以上がこの消化管免疫の中心となる小腸に集中して存在しています。

食物とはヒトの生体にとって、そのほとんどが外来性の生物起源の異物であり、本来、この異物を消化分解してより小さな栄養素とし、それを材料として生体エネルギーとして利用したり、自分の体のための成分をつくり直すことが生体内で行われています。この食物の消化分解、そしてその消化分解物を有効利用するサイクルがうまく回っているときはよい健康状態が維持されますが、この異物処理がうまくいかないときに、この異物を抗原と認識して、生体内の免疫システムが作動します。すなわち特定の食物中の抗原（アレルゲン）に対する特別の抗体（IgEなど）が生産されます。さらにその抗体が原因となりさらに免疫細胞によるさまざまな炎症反応を引き起こします。

> [参照]
> 食物アレルギーのしくみ
> →レッスン6

図表14-1 エピトープの構造

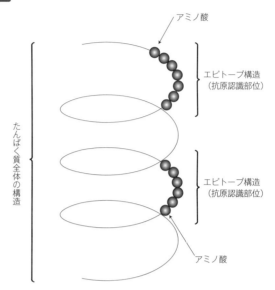

4 アレルゲンのエピトープ（抗原認識部位）の役割と消化分解酵素の働き

　食物アレルギーを起こす食材にはその原因となる物質である「**アレルゲン**」が含まれています。そのアレルゲンは、アレルギー反応を起こす食品中の特定のたんぱく質である場合が多いといえます。たとえば乳幼児で最も多くみられる卵アレルギーを起こす原因食材の卵白には、オボムコイド、卵白アルブミン、リゾチームなどの典型的なアレルゲンたんぱく質が含まれています。

　そして興味深いことに、アレルギー反応を起こす原因となるアレルゲンたんぱく質に対して、免疫細胞はその全体の構造を認識して反応しているのではなく、そのたんぱく質のなかの特別の構造である**エピトープ**（**抗原認識部位**）を認識してアレルギー反応を起こす原因となる抗体（IgE）を生産します。このエピトープとはアレルゲンたんぱく質の構成成分であるアミノ酸が一定につながったひとかたまりのペプチドです（図表14-1）。

　一方、消化管でアレルゲンたんぱく質の抗原構造を消化分解する酵素であるプロテアーゼやペプチダーゼが働いて、アレルゲンのエピトープ構造を消化分解すると、免疫細胞がその構造を認識できず、アレルギー反応は起こりません。乳幼児に卵アレルギーやミルクアレルギーなどが多いのは、子どもたちの消化管の発達がまだ不十分で、その結果、消化管からのプロテアーゼやペプチダーゼの消化分解酵素の分泌が不十分で、

卵やミルクのアレルゲンたんぱく質中のエピトープ構造を十分に消化分解できないことが原因です。そのため、その子どもたちが成長して、小学生、中学生、高校生になり、消化分解酵素システムが発達してくると、エピトープ構造が消化分解されて、徐々に食物アレルギーの発症率が低下してきます。

5 食物アレルギーに対する防御法と注意点

①バランスのとれた食事メニューと回転食

一般的に、特定の同じ食品を繰り返し大量に体内に摂取すると、その食品がアレルギーの原因となるリスクが高まります。そのためバランスのとれた多様な食品を一定量ずつ変化させて食べるという食習慣（**回転食**）を身につけることが重要です。たとえば毎日の食事のたんぱく性食品として、特定のたんぱく質を食べ続けるのではなく、さまざまなたんぱく性食品を適当に変えることが重要です。たとえば牛肉の後は魚、その後は鶏肉、その後は豆腐、その後は卵、その後は豚肉などのように、その食事メニューを少しずつ変化させるいわゆる回転食をすることによって、食物アレルギーのリスクを減少させることができます。さらにこの回転食の特別の意義として、子どもたちに必要な栄養素をバランスよく摂取するとともに、特定の食物中のさまざまな毒物のリスクを分散させることができます。

②アレルギー食材の除去と代替食

重篤なアレルギー反応を起こす子どもの場合、その原因となる食材を日常の食事からできるだけ取り除くことがしばしば行われます。アレルギー食材を除去する場合の注意点として、特に**完全除去**をする場合、乳幼児の成長と発達に不都合な影響が出ることを避ける配慮をする必要があります。たとえば鶏卵を完全除去した場合に、それに代わる**代替食**として、抗原性の異なるうずらの卵などを利用したり、あるいはたんぱく質が豊富に含まれる白身魚や豆腐、チーズなどを利用したりする工夫が必要となります。また最近では、市販の製品でも食物アレルギーのリスクが少ない加工調理食品を提供しています。たとえば、卵、ミルク、小麦粉、大豆などをほとんど使用していない離乳食などが市販されています。大切なこととしてアレルゲンを含む原因食材を完全除去するばかりではなく、子どものアレルギーの状態に対応して、代替食を工夫したり、あるいは発酵性食品の利用や加熱処理などによる食物アレルギーの軽減を試みるのも一つの方法です。いわゆるアレルギー食は、特定の方法として決まったものではなく、その子ども自身のアレルギー反応の状態、

◆補足
妊婦に対するアレルギー食材の摂取制限
以前から乳幼児の食物アレルギーを軽減させる目的で、妊娠後期の妊婦に対して卵やミルクなどの厳しい摂取制限（完全除去）などが実施されたこともあったが、最近の比較研究の結果では、これらの食材を完全除去した場合としない場合でも、その臨床成績にあまり変わりがないとされていて、現在では、妊婦に対するアレルギー食材の厳しい摂取制限は、推奨されていない。

あるいは子どもの成長や生活環境などに合わせて、試行錯誤的に様子をみながら、臨機応変に対応することが大切です。

③発酵性食品の利用と食物アレルギーの抑制

最近、食物アレルギーを軽減させる方法として発酵性食品の利用が注目されています。たとえば大豆アレルギーの軽減化に、納豆・みそなどの発酵性食品が役立ちます。納豆中の納豆菌やみそづくりに利用するコウジカビは、プロテアーゼやペプチダーゼ活性が強く、大豆のアレルゲンたんぱく質を効率よく消化分解します。またミルクアレルギーの軽減化について、ヨーグルトやチーズづくりに利用される乳酸菌やカビの仲間もプロテアーゼやペプチダーゼ活性が強く、ミルクのアレルゲンたんぱく質を効率よく消化分解します。さらに以上のような発酵性食品を摂取すると、大豆アレルギーやミルクアレルギーの人のみならず、ほかの食品アレルギーの人でも、納豆菌や乳酸菌などが、体内に取り込まれ、消化管内で善玉腸内細菌として働き、有用物質を生産分泌して、腸内環境を整えるとともに、これらの発酵微生物自身が、プロテアーゼやペプチダーゼを分泌してさまざまなアレルゲンたんぱく質を消化分解することを助けてくれます。

④加熱調理の重要性

アレルゲンたんぱく質の立体構造を加熱処理により変性させることも、食物アレルギーの軽減化に有効な方法です。加熱することによりアレルゲンたんぱく質のエピトープ構造が変化して抗原性が低下します。たとえば卵は卵かけご飯の生卵や目玉焼きの半熟卵よりも、かなり硬くなるまで加熱した卵焼きのほうが、その抗原性はかなり低下します。さらにより高温（たとえば180℃以上）で卵をまぜたクッキーなどの焼き菓子をつくるとその抗原性は、さらに低下します。また食材として利用するときに卵全体ではなく、アレルゲンたんぱく質を多く含む卵白を除いて、アレルゲンたんぱく質がはるかに少ない卵黄だけを用いて加熱調理をすると、食物アレルギーのリスクが一層軽減します。

⑤食品添加物の除去と手づくり料理の意義

食物アレルギーの別の問題として、食材に保存料などの食品添加物や残留農薬などが存在すると、アレルゲンたんぱく質に食品添加物などが結合して、さらにその抗原性が高まる可能性が指摘されています。免疫学分野では、一般に分子量の大きいたんぱく質などに結合してそのたんぱく質の抗原性を高める食品添加物のような低分子の化学物質をハプテンとよんでいます。ハプテンの結合によるアレルゲンたんぱく質のアレルギー反応の促進・活性化は、多くの研究結果により確かめられていま

す。たとえば多くの保存料などを含む市販のレトルトカレーよりも保存料を含まない国産の食材を使用した手づくりカレーのほうが、食物アレルギーのリスクが軽減されます。

⑥伝統的な食事と食物アレルギーの改善

　最近のアレルギー疾患などの増加について、わが国の食事習慣の変化が関与しているという考え方があります。たとえばファーストフードなどのいわゆる揚げもの（油もの）の多い食事をすると、特にn-6系不飽和脂肪酸のリノール酸などの摂取が多くなり、そのため生体内でリノール酸からアラキドン酸が多くつくられます。その結果、このアラキドン酸が材料となり、さまざまな炎症性物質（ロイコトリエンやプロスタグランジンなど）が生産され、アレルギー反応が高まる可能性があります。またアラキドン酸は、食肉類などにも多く含まれます。これに対して野菜や魚などの食材を中心とする和食の場合、n-3系不飽和脂肪酸のαリノレン酸やEPA（エイコサペンタエン酸）やDHA（ドコサヘキサエン酸）を多く摂取することになります。これらのn-3系不飽和脂肪酸は、アラキドン酸による炎症性物質の生産とその働きを抑制する働きがあり、食物アレルギーなどが抑制されます。

　さらに食物アレルギーを改善・軽減する食材類として、特に抗炎症・抗アレルギー作用を有する栄養成分を多く含む野菜や海藻を推奨します。たとえば野菜や海藻に多く含まれる食物繊維は、よい免疫反応として免疫細胞を刺激してアレルゲンに対する**IgA抗体***の生産を高め、IgAがアレルゲンの中和を行い、アレルギー炎症反応の抑制を行います。さらに食物繊維自身が、アレルゲンや炎症性物質を吸着して排出する働きがあります。また野菜や海藻は、光合成をするためにクロロフィルなどの葉緑素を含みますが、これが、抗酸化活性や活性酸素消去作用を示し、アレルギー炎症反応の抑制を行います。また野菜や海藻には、抗酸化作用や炎症抑制作用を有するビタミン・カロチノイド・ポリフェノールなどの仲間も多く含まれており、アレルギー炎症抑制作用を示します。以上のように日常の食生活のなかで、抗炎症・抗アレルギー成分を多く含む野菜や海藻を摂取すれば食物アレルギーの予防改善につながります。

　すなわちファーストフードなどの食事と異なる和食などの伝統的な食事は、食物アレルギーの改善・低減化に役立つ可能性があります。実際に重度のぜんそくやアトピー性皮膚炎、食物アレルギーの子どもたちに対して医師や管理栄養士が和食中心の食事指導をして、成果をあげている病院施設などもあります。

◆補足

n-3系不飽和脂肪酸とn-6系不飽和脂肪酸

脂肪酸は、その構造から二重結合の数によって分類できる。飽和脂肪酸は二重結合をもたず、不飽和脂肪酸は二重結合をもつ。不飽和脂肪酸のなかでメチル基（－CH_3）から3番目の炭素の位置に二重結合をもつものをn-3系不飽和脂肪酸、6番目の位置に二重結合をもつものをn-6系不飽和脂肪酸という。

* 用語解説

IgA抗体

抗体は英語でImmunoglobulinとよび、Igと略号でよぶ。ヒトの体内にはIgA、IgG、IgM、IgE、IgDの5種類の存在が知られている。主要な抗体は血液などに最も多く含まれるIgGである。最も少ないのが、主に即時型アレルギー（ぜんそく、花粉症など）に関与するIgEである。IgAは一定量、体内に存在して細菌感染防御やアレルギー反応の抑制などに関与する。

⑦生活環境中の化学物質の影響

　食物アレルギーの状態について、子どもたちが摂取する食品以外に、生活環境中の化学物質の影響が指摘されています。日常生活中で利用する水（飲料水やお風呂の水）や空気が、生体内の免疫系に影響を与えるのです。たとえば住宅環境中の化学物質（ホルムアルデヒドなど）にさらされることによりアレルギー反応に関与する免疫システムが活性化されます。タバコの煙などもほとんどのアレルギー疾患に悪い影響を与えます。このような悪い影響を与える生活環境下で、体に食物アレルゲンが侵入すると重篤な食物アレルギーが誘導される可能性があります。そのため食物アレルギーの子どもたちについては、摂取する食物のみでなく、利用する水や生活環境中の汚染化学物質などにも細かい注意を払わなくてはなりません。

2. 先天性代謝異常症

1　先天性代謝異常症とその対応

　一般に生体内で、ある物質Aが、別の物質Bに変換されるとき（物質代謝とよばれる）、その反応のほとんどの場合、特定の酵素（反応）が関与します。さらにこの特定の酵素には、特定の遺伝子が対応しています（1遺伝子・1酵素説という）。

　酵素はたんぱく質の仲間で、たんぱく質は特定のアミノ酸がつながったものです。この酵素たんぱく質のアミノ酸配列に対応して、特定の遺伝子（DNA）の設計図として特定の塩基配列が存在しています。ところが、このDNAの特定の塩基配列に異常のある赤ちゃんが一定の割合で生まれてきます。このように生まれつき特定の酵素たんぱく質の遺伝子に異常がある場合を**先天性代謝異常症**とよびます。先天性代謝異常症において、酵素たんぱく質が完全に合成されない場合や酵素たんぱく質の働きが非常に弱い場合などいくつかのタイプがあります。

　先天性代謝異常症では、特定の酵素が欠損して、物質Aが別の物質Bに変換されないと、生体内で物質Aが大量にたまり、逆に物質Bの濃度が低いという状態が起こります。多くの先天性代謝異常症の場合、大量にたまる物質Aが、生体に悪い影響を与えるのです。たとえば**フェニルケトン尿症**という代表的な先天性代謝異常症の場合には、フェニルアラニン水酸化酵素という遺伝子が欠損しているため、体内にフェニルアラニンという物質が大量にたまります。そのため嘔吐やけいれんの症

> **補足**
> **DNAの塩基配列**
> DNAはアデニン（A）、チミン（T）、グアニン（G）、シトシン（C）という4つの塩基が連続してできている。この4つの塩基の並びを塩基配列とよぶ。塩基配列が異なれば、それに基づいてつくられるたんぱく質が異なる。

状が起こり、その後、脳の知能発達の遅滞などが起こります。その改善には、アミノ酸のフェニルアラニンの生体内への摂取を特別に制限する方法が行われます。たとえばフェニルアラニンをかなり低減化したミルクをその病気の赤ちゃんに与えることなどが行われます（フェニルアラニンは必須アミノ酸なので完全除去はできません）。また食事では、フェニルアラニンなどを含むたんぱく質を制限した調理メニューを提供します。

上記のフェニルケトン尿症以外のほかに、よく知られている代表的な先天性代謝異常症を下記に紹介します。

①メープルシロップ尿症……**分岐鎖アミノ酸***（バリン・ロイシン・イソロイシン）の代謝に関わる酵素欠損が原因。分岐鎖アミノ酸を制限したミルクや食事を提供する。

②ホモシスチン尿症……アミノ酸のメチオニンの代謝に関わる酵素欠損が原因。低メチオニン・高シスチンのミルクや食事を提供する。

③ガラクトース血症……単糖のガラクトース代謝に関わる酵素欠損が原因。血中にガラクトースが増加する。ガラクトースや乳糖を含む食品をできるだけ避ける。

2　新生児マススクリーニングによる先天性代謝異常症の診断

通常、病院で出産した場合、出産後4〜7日の新生児の足裏（かかと）から血液1滴をろ紙に採取して、代表的な約20の先天性代謝異常症（フェニルケトン尿症・メープルシロップ尿症・ホモシスチン尿症・ガラクトース血症など）を生化学的方法で診断します。これを先天性代謝異常症の**新生児マススクリーニング**とよびます。この診断については出産施設のある都道府県あるいは政令指定都市から公的費用が援助されています。ただし通常のマススクリーニングでは、これら以外の先天性代謝異常症の有無についてはわからないので、特別の個別的診断をしなければなりません（現在では約140以上の先天性代謝異常症の診断が比較的簡単にできます）。

新生児の非常に早い時期にこのマススクリーニング診断を行う理由は、できるだけ早く診断して、予防的治療（食事などの改善）が早ければ早いほど、その治療効果が良好となるからです。特に先天性代謝異常症の子どもたちの具体的な問題として、脳神経系の発達の遅滞が問題となりますが、早期に適切な対応をとれば、現在では、ほとんどの場合、ほぼ健常者と変わりがない発達が可能とされています。

＊用語解説
分岐鎖アミノ酸
必須アミノ酸のグループに属するアミノ酸で、その分子構造としてメチル基（－CH$_3$）などが分子の中心から飛び出ている構造を示すので分岐鎖とよばれる。特別の働きがあり、近年、健康サプリメントとしても注目されている。
→レッスン3

3　食事摂取が困難な子どもたちについて

　遺伝的あるいは後天的に飲食物の摂取能力に問題があり、食事摂取の配慮や介助が特別に必要な子どもたちが存在します（脳性小児麻痺の子どもたちなど）。具体的にいえば、食物の咀嚼や嚥下（飲み込み）などに問題を抱える子どもたちですが、食事摂取の際にさまざまな点について適切な特別の配慮や援助が必要です。

　咀嚼や嚥下などの問題については、いくつかの生理学的な原因が考えられます。一般に食物の咀嚼能力や嚥下能力について考えると、1）唾液の分泌能力、2）舌の運動能力、3）あごの運動能力、4）歯の発達状態（門歯・切り歯・臼歯などの機能）、5）咽頭部・喉頭蓋の開閉能力（気管と食道への食物の導入・開閉の調節）などが関与していると考えられます。食事摂取が困難な子どもたちについては、以上の能力のいずれかで何らかの問題が、生じていると考えられます。

　そもそも、これらの摂食機能は、生理学的にいえば、多くの機能が、飲食物に対する受け身の不随意運動（生理学的反射など）だけではなく、自らの脳神経系や筋肉運動系を介して行う飲食物に対する随意運動が重要であり、まわりから一定の援助を受けながら、積極的に自分が体験・学習をして習得していく飲食行動の肉体的な技術です。これを介助者や保護者・家族が援助して本人自身が少しずつ獲得していくことが望ましいといえます。

　そのほかに、食事介助者が気付きにくい食事摂取困難となる子どもたちもいます。たとえば口腔内・口唇周辺での食物に対する感覚が特別に敏感で、摂食拒否をする場合があります。その場合は、少し時間をおいて、刺激性の比較的少ない食材を少量ずつ試していくようにします。このことによって味覚を含めて食物に対する感覚を慣れさせ、食物のおいしさを学習していくことになります。その結果、食物に対する安心感が生まれ、問題なく摂取できるようになる場合が多くみられます。

　以上のような問題を抱える子どもたちに対して、実際の食事で提供する料理の注意点として、たとえば、次のようなことが考えられます。

　1）食材が、本人にとってかたすぎて食べにくい。
　2）パサパサ・ボロボロの乾燥しすぎた食材が食べにくい。
　3）逆にさらさらしすぎた液体は誤嚥する可能性がある。

　これらの問題点については、それぞれの工夫として、できるだけやわらかく調理するとともに、いわゆる適度なトロミをつけるなどの対応が考えられます。具体的には、片栗粉やくず粉を利用したり、最近では、嚥下補助食材としてゼラチンやアルギン酸（海藻由来）などが、よく利

用されています。これらの工夫によって、食事摂取の困難がある程度改善されます。

さらに調理する側の対応として、それぞれの子どもたちの食事摂取能力の段階に合わせて、①半液体の流動食、②ペースト状食、③つぶし半固形食、④ほぐし・刻み固形食などの食事を用意する体制が望まれます。この食事摂取能力に対応した調理技術は、障害児のみでなく、一般の乳幼児の発達段階に合わせた離乳食などの調理にも応用できます。

また食材の選択や調理方法などの問題のみでなく、実際に食事をする子どもたちが利用するスプーンやコップ、お皿などの食器や食事介助道具の工夫によって、より合理的に子どもたちの食事をサポートすることができます。これについては、最近、さまざまな障害者のための食器用品などを、いわゆるユニバーサルデザインの特別の商品として、先進的な食器メーカーのデザイナーや職人が積極的に開発して提供するようになりました。

食事の際の調理方法や食事の介助・指導などにおいて、関係者が上記に述べたような注意点について十分な知識を理解・把握して、実際の現場で細かい配慮ができることが重要です。

4 経管栄養のメリットとデメリット

食事摂取が困難な子どもが、飲食物の誤嚥などにより気管支炎や肺炎を繰り返す場合に、医師や看護師や管理栄養士などが介在して**経管栄養**という方法を行う場合があります。経管栄養には、鼻や口から栄養チューブを挿入して胃に栄養物を流し込む方法や「胃ろう」として腹部に穴を開けて直接、胃に栄養チューブを挿入する方法があります。いずれにせよ、栄養チューブの挿入などの際に、細菌感染などに気をつける必要があり、家族や介助者がこれらの具体的なやり方に精通する必要があります。

ただし、経管栄養には長所と短所があります。長所として、経管栄養により誤嚥性肺炎などのリスクが低下することや、保護者や介助者が、繰り返し骨の折れる食事調理や食事介助から解放されることです。

一方、経管栄養の最も大きな短所は、精神的なデメリットとして食事の楽しみがなくなることです。食事は栄養学的な意義に加えて、その個人の精神生活に安心感と満足感と生きる意欲を与えてくれます。また最近**時間栄養学**＊などの研究結果では、咀嚼や嚥下などの食事に関わる生理学的活動が、生体内のバイオリズム（たとえばさまざまなホルモンや酵素活性の**日内変動**＊など）に影響を与え、体のさまざまな内臓の生

◆ 補足
食事摂取にともなう不慮の事故
食事介助者が、この問題に対する理解が不十分であったために深刻なトラブルが起こる場合もある。たとえば保育所や幼稚園などで、これまで食事摂取にともなう不慮の事故が起こっている。白玉団子や木の実、あるいはこんにゃくゼリーやおもちなどで誤嚥事故が起こり、悲しい結果となった報告がある。これらの事故の原因については、さまざまな視点からの反省が必要である。

✦ 用語解説
時間栄養学
最近ヒトの体内の栄養代謝の働きが、その時間帯（たとえば朝・昼・夜）によって異なることが知られるようになった。このように時間と生体内の栄養代謝状態の関係をくわしく調べる学問分野を時間栄養学という。

酵素活性の日内変動
1日の時間帯によって生体内の酵素の働きが異なること。たとえば一般に消化酵素は昼間にその活性が高く、夜は活性が低いとされている。

理学的活動に大きな影響を与えていることが判明しています。経管栄養による栄養補給はこのバイオリズムの働きが、比較的弱いことが知られています。さらに咀嚼や嚥下などの食事行動は、消化器官などの活発化のみならず、脳などの精神活動にも影響を与えていることが、さまざまな研究から明らかにされています。たとえば食事の咀嚼により脳が刺激され、脳内の有用物質が生産・分泌され、さまざまな神経活動が活発化されます。また咀嚼行動が、脳に満腹感を与え、食べ過ぎを防ぎ、メタボリックシンドロームや認知症などの予防につながるといった研究結果も示されています。これらの事実から、現在では、特別の事情がない限り、食事介助などの手間を省くための安易な経管栄養は、できる限り避けるべきだという考え方が支持されています。

演習課題

①食物アレルギーによる事故を防ぐために「食品表示法」で定められている「食材表示義務」のある食材は何かを考えてみましょう。
②アミノ酸代謝に関与する代表的な先天性代謝異常症にはどのようなものがあるかを考えてみましょう。
③食事困難な子どもに行う「経管栄養」の長所と短所をあげてみましょう。

参考文献

レッスン12
　厚生労働省　「保育所における食事の提供ガイドライン」　2012年
　厚生労働省雇用均等・児童家庭局　「平成27年度乳幼児栄養調査結果の概要」　2016年
　日本小児歯科学会「学会からの提言」　http://www.jspd.or.jp
　前大道教子他　「幼児への食教育と幼児の生活習慣・健康状態・食習慣および保護者の食意識との関わり」『比治山大学紀要』（21）　2014年
　武庫川女子大学生活環境学部食物栄養学科北村研究室製作　「親子で作ろう！　楽しい食卓BOOK」　2014年

レッスン13
　厚生労働省　「大量調理施設衛生管理マニュアル」　2016年
　厚生労働省雇用均等・児童家庭局　「児童福祉施設における食事の提供ガイド」　2010年
　菅原園・辻ひろみ・内山麻子他　『発育期の子どもの食生活と栄養（第3版）』　学建書院　2015年
　富岡和夫・冨田教代　『給食経営管理論（第4版）』　医歯薬出版　2016年

レッスン14
　今津屋直子編著　『子どもの食と栄養』　保育出版社　2011年

上田玲子編著 『子どもの食生活——保育と小児栄養』 ななみ書房 2010年
海老沢元宏監修 『食物アレルギーのすべてがわかる本』 講談社 2014年
真鍋穣 『そうなんだ！ アレルギー——しくみと対処法を知る』 新日本出版社 2011年

おすすめの1冊

高橋美保 『保育者のための食育サポートブック——0〜5歳児クラス担任も！ 栄養士・調理員も！』 ひかりのくに 2010年
0・1・2歳児の月間食育計画や3・4・5歳児の月案・日案など、子どもの発達段階にそった年齢別の食育計画を紹介。家庭向けの食育だよりの文例やいつでも使える食育だより囲みネタなどを掲載している。

コラム

お箸の持ち方練習法
（右利きの場合）

学力研常任硬筆書写部代表
児童書き方研究所師範
指導：前田昌彦

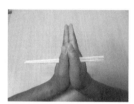

①まず、両手に箸をはさみ、脇を締めて体の前で合掌するように持つ。

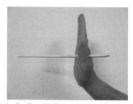

②下箸を右手の親指と人さし指の間に深く入れ、軽くはさむ（このことで手首が立つ状態をつくる）。

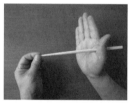

③箸先を左手の指でつまみ、右の手のひらを上に向ける。右手の親指は斜め上を向くようになる。

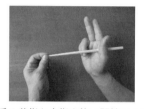

④右手の薬指と小指を第二関節から曲げ、箸の側面を薬指の爪の生え際に軽くつける。

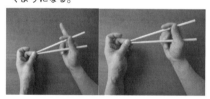

⑤次に、上箸を人さし指の第二関節のところに当て、軽く曲げ、箸にそわす。箸の先は左手でそろえる（このときに箸の反対はあけておく）。

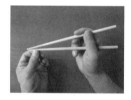

⑥右手中指を使って、下箸を押し、より一層親指・人さし指の間に深くはさむようにしてから、箸の下面に、中指の爪の生え際に軽くつけて、下の箸から離す。

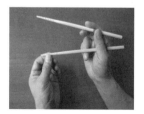

⑦下箸を左手の親指と人さし指でつまみ、固定させる。上箸を動かして箸先をカチカチ鳴らす練習をする。

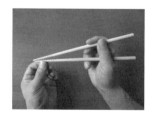

⑧うまくできるようになれば、左手を添えることをやめて右手だけで行う。

※左利きの場合は、左右を逆にしてください。

第6章

食生活をめぐる現状と課題

本章では、子どもを取り巻く食生活の現状と課題について学んでいきます。子どもの生活習慣の現状や体格を最新の調査の結果をみて、理解しましょう。子どもの貧困や消費者としての食なども合わせて学習することで、社会全体の課題についても考えていきましょう。

レッスン15　子どもの食生活の現状と課題

レッスン 15

子どもの食生活の現状と課題

本レッスンでは、子どもを取り巻く食生活の現状と課題について学びます。子どもの生活習慣に関する現状を起床時間や就寝時間との関わりからみていきましょう。また、子どもを取り巻く社会環境にも目を向けられるようにしましょう。社会全体の課題について考えられるきっかけとして、貧困の問題や消費者としての食をテーマに取り上げました。

1. 子どもの生活習慣の現状

　乳幼児の生活習慣や健康状態に関する状況についてみていきましょう。0～6歳児の子どもをもつ保護者に対して、子どもと保護者が起きている時間と寝ている時間を尋ねた調査があります。子どもは平日、休日とも「午前7時台（平日43.5%、休日46.3%）」に起きている割合が最も高く、次に「午前6時台（平日41.3%、休日25.3%）」でした。一方、保護者については、平日は「午前6時台（47.8%）」が最も高く、次いで「午前6時前（30.9%）」でした。休日については、「午前7時台（38.7%）」が最も高く、次は「午前6時台（31.1%）」が高い結果でした（図表15-1）。子どもは比較的決まった時間に起きていることがわかりますが、保護者は平日と休日では起きる時間が異なる場合が多いようです。平日は保護者も準備などで比較的早く起きなければならない事情があることも垣間見えます。

　就寝時刻については、子どもは平日、休日とも「午後9時台（平日48.7%、休日48.1%）」という答えが最も多く、ほぼ半数でした。平日の場合は、次いで「午後8時台（23.9%）」が多くなりますが、休日の場合は「午後10時台（22.5%）」が二番目に多くなり、就寝時間が遅くなる傾向がみられます。一方、保護者は全体的にばらつきがあり、午後11時台に就寝する割合が高いものの、平日も休日も30%にも満たない値でした。全体の7割程度の保護者が、「午後10時台から午後12時台」に就寝しているようです（図表15-2）。

　保護者の就寝時間が子どもに与える影響をみたものが、図表15-3です。保護者の就寝時刻別に、午後10時以降に就寝する子どもの割合をみると、平日、休日とも保護者の就寝時刻が「深夜1時以降」で最も高くなっていました。つまり、保護者の就寝時刻が遅くなればなるほど、

レッスン15　子どもの食生活の現状と課題

図表15-1 子どもと保護者の起床時刻（平日、休日）
（回答者：0〜6歳児の保護者）

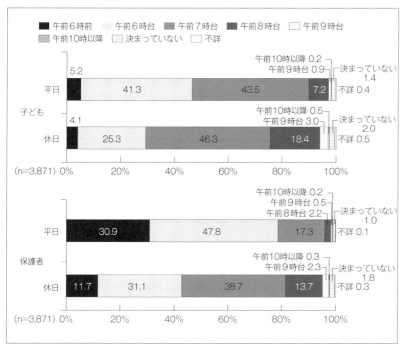

出典：厚生労働省雇用均等・児童家庭局「平成27年度乳幼児栄養調査結果の概要」2016年、16頁をもとに作成

図表15-2 子どもと保護者の就寝時刻（平日、休日）
（回答者：0〜6歳児の保護者）

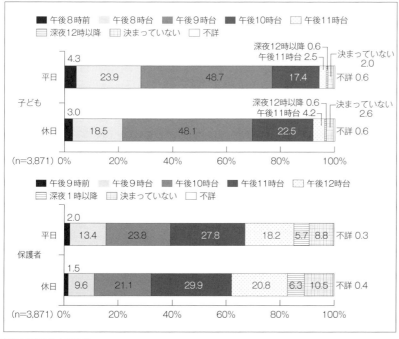

出典：図表15-1と同じ

第6章 食生活をめぐる現状と課題

図表15-3 保護者の就寝時刻（平日、休日）別 午後10時以降に就寝する子どもの割合（回答者：0〜6歳児の保護者）

保護者の就寝時刻	平日	休日
午後9時前（平日 n=78／休日 n=58）	1.3	0.0
午後9時台（平日 n=518／休日 n=370）	1.4	2.2
午後10時台（平日 n=921／休日 n=816）	17.4	21.7
午後11時台（平日 n=1,078／休日 n=1,156）	27.0	32.9
午後12時台（平日 n=705／休日 n=806）	28.8	37.5
深夜1時以降（平日 n=220／休日 n=243）	35.0	45.3
決まっていない（平日 n=339／休日 n=406）	15.0	19.0

出典：厚生労働省雇用均等・児童家庭局「平成27年度乳幼児栄養調査結果の概要」2016年、17頁をもとに作成

子どもも一緒に遅くなる傾向があるといえます。子どもの就寝時刻が遅くなると、生活リズムが崩れ、朝がなかなか起きられなかったり、朝ご飯が食べられなかったりすることにつながります。毎日の生活リズムが大切ですが、睡眠不足があれば、昼間の活動にも影響します。子どもの睡眠時間を確保するためには、保護者である大人の生活リズムの見直しも必要でしょう。

2. 子どもの朝食摂取と就寝時間の関係

朝食欠食は就寝時間との関わりもあるといえます。社会が夜型になり、保護者も遅くまで働いている現状を考えると、夜型になりがちな子どもたちが多いこともわかります。

しかし、保護者が夜型になるということは、子どもも夜型になり、子どもの生活リズムが崩れています。朝食を欠食し、**生活リズム**を崩してしまうことは、保育所等での活動にも影響し、朝から体が十分に目覚めていない、力が出ないことにつながり、遊びをしているなかでのけがを引き起こすこともあります。また、生活習慣の乱れは、排便の状況を悪くします。**排便のコントロール**ができないと、健康に過ごせないだけで

参照
朝食欠食
→レッスン12

なく、子ども自身の自立心などにも影響するといえます。子どもたちの毎日の生活リズムを整えるように食育を行ったり、保護者自身の生活リズムを見直してもらうことの大切さなどを伝えたりしましょう。

3. 子どもの体型

　食生活の乱れは、子どもの肥満や必要以上のやせを引き起こします。家庭の経済的な事情やネグレクトのような虐待をともなう内容については、次の節で触れることにします。この節では、保護者の子どもの体格に対する認識の違いなどについて考えてみましょう。

　肥満は身体に脂肪組織が過剰に蓄積した状態で、**単純性肥満**[*]と**症候性肥満**[*]があります。子どもも大人も単純性肥満が多く、消費エネルギーを上回る食べ物の摂取をした結果として起こることがほとんどです。肥満は、将来の肥満やメタボリックシンドロームの原因にもなるため避けることが望ましいでしょう。一方で、思春期に入ると「やせたい」という気持ちが生じ、無理なダイエットをすることがあります。思春期のやせ症は心の病の一つで、ダイエットによる心身の機能の低下や、成長期

参照
肥満
→レッスン6

用語解説
単純性肥満と症候性肥満
単純性肥満は、過食や運動不足によるエネルギー過剰の状態をいい、症候性肥満は、内分泌疾患などで肥満状態になったものをいう。

図表15-4 肥満度別 保護者の子どもの体格に関する認識
（回答者：2～6歳児の保護者）

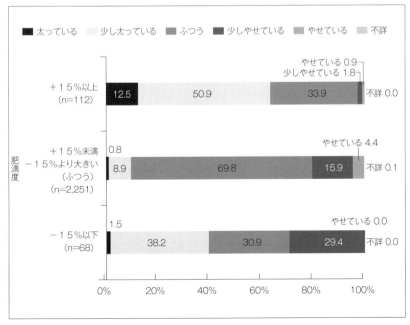

出典：厚生労働省雇用均等・児童家庭局「平成27年度乳幼児栄養調査結果の概要」2016年、23頁をもとに作成

に必要な骨量の減少を招くといわれています。

　子どもの体格について、実際の肥満度と保護者の感じている肥満度の認識にずれがみられることがあります。たとえば、図表15-4をみると、実際には「ふつう」の体格である子どもについて、約7割の保護者は「ふつう」と考えていますが、約9％は「太っている」「少し太っている」と感じています。また、約20％は「少しやせている」「やせている」と感じています。さらに、実際にはやせている体格の子どもに対して、「ふつう」と感じている保護者が約4割いることも注目に値します。いずれの体格でも、約6割の保護者は正しく認識していますが、残りの約4割の保護者は、子どもの実際の体格との認識のずれが生じています。子どもの体格について、食生活の改善を保護者に求める場合、この認識のずれが大きければ正しく伝わらないことがあるでしょう。

4. 子どもの貧困

　近年、話題に上がるようになった「子どもの貧困」について、食生活の面からも課題がみられます。子どもの貧困は、保護者の問題であることがほとんどです。世帯年収が低い家庭では、菓子パンやおにぎり、インスタントラーメンなど、安く済ませられる食事を続ける傾向もみられ、穀類を中心に摂取し、野菜や果物の摂取が少なくなります。そのような生活では、子どもの栄養摂取に問題が出てきます。

　また、貧困問題を抱えている家庭で保護者の育児放棄などの問題がある場合、子どもが十分な食事を食べることができないうえ、誰かと一緒に食事をするという経験が乏しくなります。したがって、食事内容や食事の食べ方などについて誰かから指摘をされたり、自分で考えたりする機会も失われます。誰かと一緒に食べたり、団欒を楽しみながらホッとする機会をもったりすることは、子どもの成長にとって大切です。貧困家庭に限らず、皆で食べるという機会を少しでも設けようと、「**子ども食堂**[*]」という取り組みも全国各地でみられるようになりました。

　また、世帯年収が低い家庭では、暮らし向きが豊かな人に比べて、食品を選択する際には価格や量・大きさを重視し、一方で、おいしさや産地、栄養価、季節感・旬、鮮度、天然素材であること、生産者・メーカーという点では、あまり重視しない傾向にありました。そして、「食費を節約する料理のつくり方」や「何をどれだけ食べたらよいか」について知りたいと考えていることがわかりました。限られた経済状況のなかで

⊕ 補足
子どもの貧困
日本は先進国のなかでは突出して、相対的な貧困状態にある子どもが多いといわれている。特に子どもがいる現役世帯の相対的貧困率は12.9％であり、そのうち大人が1人（ひとり親家庭、祖父（母）と子ども、18歳以上の兄姉と子ども等）の貧困率は、相対的貧困率が50.8％と高い水準（OECD加盟国中最も高い）である（厚生労働省「平成28年国民生活基礎調査」）。

参照
こ食
→レッスン12

✳ 用語解説
子ども食堂
経済的な理由から、家で満足な食事を取れない子どもに温かい食事を提供するという趣旨のもと、子どもの貧困対策の一つとして開設されている食堂。食材は寄付、調理や配膳は地域のボランティアの協力によって、格安で食事が提供されていることが多い。

も、できるだけ栄養摂取の偏りが出ないようにする知識や方法を身につけ、工夫した生活を行う必要があるでしょう。これらのことから、子どもにも大人にも食育が重要な役割を担うといえます。

5. 消費者として食を考える

子どもの食生活の現状を考えるとき、保護者などの周囲の大人の影響が大きいことがみえてきたと思います。子どもの食生活は、周囲の大人から受ける影響が大きく、良くも悪くも子どもだけで改善することが難しいことも多いといえます。子どもを見守る周囲の大人自身が、自分の食生活を見直すことが大切だといえるでしょう。また、子どもに適切な栄養を与えるのと同じように、子どもが成長するにつれ自分で適切な判断ができるよう、しっかりと食育を行う必要があります。

子どもを取り巻く社会には、さまざまな課題があることもみえてきました。子ども自身がいずれ食材や食の機会を自分で選択するときがやってきます。そのときに、消費者として食を考えることができるような食育を行いましょう。

1 東日本大震災による放射性物質と食品

2011（平成23）年3月11日に東北地方太平洋沖で起きた東日本大震災は、大きな地震や津波の被害とともに、原子力発電所の事故を引き起こす複合災害でした。原発近くの放射能汚染による食品への不安から「安心」や「安全」について、さまざまな情報が流れました。食品中の放射能の基準についても、どの情報が正しいのかわかりづらく、産地による買い控えなども起きています。食品中の放射能汚染を心配する消費者の気持ちは当然で、国が決めた基準について、高いと思うか低いと思うかの判断は個々人によって異なります。みなさんはどのように考えるでしょうか。

2 フェアトレード

フェアトレードという言葉も最近ではよく聞かれるようになりました。フェアトレードとは、開発途上国の原料や製品を適正な価格で継続的に購入することにより、立場の弱い開発途上国の生産者や労働者の生活改善と自立を目指す「貿易のしくみ」のことをいいます。日本では開発途上国で生産された日用品や食料品が、驚くほど安い価格で販売されてい

◆ 補足
食品中の放射性物質の基準

食品群	基準値（単位：ベクレル/kg）
一般食品	100
乳児用食品	50
牛乳	50
飲料水	10

（2012年4月〜の基準値）／厚生労働省

◆ 補足
フェアトレード マーク（例）

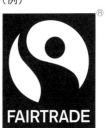

国際フェアトレード認証ラベル

ることがあります。一方、生産国ではその安さを生み出すため、正当な対価が生産者に支払われなかったり、生産性を上げるために必要以上の農薬が使用され、環境が破壊されたりする事態が起こっています。フェアトレードによって、生産者の労働環境を守り、正当な対価が支払われるように基準を決め、その基準が守られている製品に対して、フェアトレードマークをつけるなどしています。このマークの食料品や製品を買うことは、生産者の労働環境や生活が向上することにつながるでしょう。日本では、チョコレートやコーヒー豆、紅茶など、多くの食品等で行われています。

3 エシカルコンシューマー（Ethical Consumer）

　フェアトレードにも関連する言葉ですが、**エシカルコンシューマー**とは、「エシカル（Ethical：倫理的な）」な消費者のことを指します。つまり、倫理的な消費者としての行動ができる人、ということになります。どんなことが倫理的かについては、それぞれが考えてほしいと思いますが、身近な例をあげてみます。

　スーパーマーケットに食品を買いに行ったとき、消費期限や賞味期限を確認して、できるだけ新しいものを買おうとしたことはありませんか？　消費者として、できるだけ新しいものを買いたいと考えることは不思議ではありません。しかし、皆が棚の奥の新しい食品から購入したら、期限が近づいている食品は売れ残り、いずれ廃棄されてしまうかもしれません。もし、みなさんが今夜の夕飯の食材を買いに行ったとしたら、それほど消費期限の長いものでなくてもいいでしょう。その場合、目的に合わせ、あえて消費期限の短いものを購入するという行為が、エシカルコンシューマーの行動の一つです。ほかにも、環境に配慮してエコバックを持参したり、有効な活動をしている団体への寄付金付きの商品を購入したりすることなども事例としてあげられるでしょう。

　大人であるみなさん自身も、毎日の生活を通して、食を考えられるようにしましょう。保育士である前に、社会を形成する消費者の一人であるということを意識し、自分たちが選ぶ食材や商品、サービスが企業や社会の意識を変えていくことができるという気持ちをもつことが大切です。自分自身が理解し、行動したうえで、子どもたちにも、できるだけわかりやすく伝えていく機会をもつことを目指してください。

演習課題

① テレビやゲーム、タブレット機に触れる機会の多い子どもたちが増えてきました。どのような問題が生じると考えますか。その対策についても考えてみましょう。

② 生活リズムを整えるために、保育所だより等で保護者に伝えたいと思います。どのような保育所だよりを作成しますか。季節（何月か）と学年（何歳児クラスか）を決めたうえで、作成してみましょう。

③ フェアトレードの事例をインターネット等で調べ、グループ内で紹介しましょう。

参考文献

レッスン15

厚生労働省 「食品中の放射性物質の新たな基準値について」

厚生労働省 「食品の放射性物質への対応」

厚生労働省雇用均等・児童家庭局 「平成27年度乳幼児栄養調査結果の概要」 2016年

内閣府 「平成26年版子供・若者白書」 2014年

フェアトレードジャパン http://www.fairtrade-jp.org/

藤澤良知 『子どもの欠食・孤食と生活リズム――子どもの食事を検証する』 第一出版 2010年

村山伸子 「社会経済的要因と健康・食生活（生活保護受給者の健康管理に関する研究会 資料3）」 厚生労働省社会・援護局 2014年

おすすめの1冊

山本茂・奥田豊子・濱口郁枝編 『食育・食生活論――社会・環境と健康（栄養科学シリーズnext）』 講談社 2011年

食生活とは何かということから、食生活と健康、日本と世界の食生活史などから食生活の変化を解説し、21世紀における健全な食生活の展望や食育を学ぶことができる一冊である。

巻末資料

「日本人の食事摂取基準（2015 年版）」

- 参照体位（参照身長、参照体重）
- 参照体重における基礎代謝量
- 目標とするBMIの範囲
- 推定エネルギー必要量
- 食事摂取基準（たんぱく質、脂質、炭水化物、エネルギー産生栄養素バランス、ビタミン、ミネラル）

「日本人の食事摂取基準（2015年版）」

● 参照体位（参照身長、参照体重）[1]

性別	男性		女性[2]	
年齢等	参照身長 (cm)	参照体重 (kg)	参照身長 (cm)	参照体重 (kg)
0～5（月）	61.5	6.3	60.1	5.9
6～11（月）	71.6	8.8	70.2	8.1
6～8（月）	69.8	8.4	68.3	7.8
9～11（月）	73.2	9.1	71.9	8.4
1～2（歳）	85.8	11.5	84.6	11.0
3～5（歳）	103.6	16.5	103.2	16.1
6～7（歳）	119.5	22.2	118.3	21.9
8～9（歳）	130.4	28.0	130.4	27.4
10～11（歳）	142.0	35.6	144.0	36.3
12～14（歳）	160.5	49.0	155.1	47.5
15～17（歳）	170.1	59.7	157.7	51.9
18～29（歳）	170.3	63.2	158.0	50.0
30～49（歳）	170.7	68.5	158.0	53.1
50～69（歳）	166.6	65.3	153.5	53.0
70以上（歳）	160.8	60.0	148.0	49.5

1 0～17歳は、日本小児内分泌学会・日本成長学会合同標準値委員会による小児の体格評価に用いる身長、体重の標準値を基に、年齢区分に応じて、当該月齢並びに年齢階級の中央時点における中央値を引用した。ただし、公表数値が年齢区分と合致しない場合は、同様の方法で算出した値を用いた。18歳以上は、平成22年、23年国民健康・栄養調査における当該の性及び年齢階級における身長・体重の中央値を用いた。
2 妊婦、授乳婦を除く。

● 参照体重における基礎代謝量

性別	男性			女性		
年齢（歳）	基礎代謝基準値 (kcal/kg体重/日)	参照体重 (kg)	基礎代謝量 (kcal/日)	基礎代謝基準値 (kcal/kg体重/日)	参照体重 (kg)	基礎代謝量 (kcal/日)
1～2（歳）	61.0	11.5	700	59.7	11.0	660
3～5（歳）	54.8	16.5	900	52.2	16.1	840
6～7（歳）	44.3	22.2	980	41.9	21.9	920
8～9（歳）	40.8	28.0	1,140	38.3	27.4	1,050
10～11（歳）	37.4	35.6	1,330	34.8	36.3	1,260
12～14（歳）	31.0	49.0	1,520	29.6	47.5	1,410
15～17（歳）	27.0	59.7	1,610	25.3	51.9	1,310
18～29（歳）	24.0	63.2	1,520	22.1	50.0	1,110
30～49（歳）	22.3	68.5	1,530	21.7	53.1	1,150
50～69（歳）	21.5	65.3	1,400	20.7	53.0	1,100
70以上（歳）	21.5	60.0	1,290	20.7	49.5	1,020

「日本人の食事摂取基準(2015年版)」

● 目標とするBMIの範囲（18歳以上）[1,2]

年齢（歳）	目標とするBMI（kg/m²）
18～49	18.5～24.9
50～69	20.0～24.9
70以上	21.5～24.9[3]

1 男女共通。あくまでも参考として使用すべきである。
2 観察疫学研究において報告された総死亡率が最も低かったBMIを基に、疾患別の発症率とBMIとの関連、死因とBMIとの関連、日本人のBMIの実態に配慮し、総合的に判断し目標とする範囲を設定。
3 70歳以上では、総死亡率が最も低かったBMIと実態との乖離が見られるため、虚弱の予防及び生活習慣病の予防の両者に配慮する必要があることも踏まえ、当面目標とするBMIの範囲を21.5～24.9kg/m²とした。

● 推定エネルギー必要量（参考表）　　　　　　　　　　　　　　（kcal/日）

性別	男性			女性		
身体活動レベル[1]	Ⅰ	Ⅱ	Ⅲ	Ⅰ	Ⅱ	Ⅲ
0～5（月）	—	550	—	—	500	—
6～8（月）	—	650	—	—	600	—
9～11（月）	—	700	—	—	650	—
1～2（歳）	—	950	—	—	900	—
3～5（歳）	—	1,300	—	—	1,250	—
6～7（歳）	1,350	1,550	1,750	1,250	1,450	1,650
8～9（歳）	1,600	1,850	2,100	1,500	1,700	1,900
10～11（歳）	1,950	2,250	2,500	1,850	2,100	2,350
12～14（歳）	2,300	2,600	2,900	2,150	2,400	2,700
15～17（歳）	2,500	2,850	3,150	2,050	2,300	2,550
18～29（歳）	2,300	2,650	3,050	1,650	1,950	2,200
30～49（歳）	2,300	2,650	3,050	1,750	2,000	2,300
50～69（歳）	2,100	2,450	2,800	1,650	1,900	2,200
70以上（歳）[2]	1,850	2,200	2,500	1,500	1,750	2,000
妊婦（付加量）[3] 初期				+50	+50	+50
妊婦（付加量）[3] 中期				+250	+250	+250
妊婦（付加量）[3] 後期				+450	+450	+450
授乳婦（付加量）				+350	+350	+350

1 身体活動レベルは、低い、ふつう、高いの三つのレベルとして、それぞれⅠ、Ⅱ、Ⅲで示した。
2 主として70～75歳並びに自由な生活を営んでいる対象者に基づく報告から算定した。
3 妊婦個々の体格や妊娠中の体重増加量、胎児の発育状況の評価を行うことが必要である。
4 活用に当たっては、食事摂取状況のアセスメント、体重及びBMIの把握を行い、エネルギーの過不足は、体重の変化又はBMIを用いて評価すること。
5 身体活動レベルⅠの場合、少ないエネルギー消費量に見合った少ないエネルギー摂取量を維持することになるため、健康の保持・増進の観点からは、身体活動量を増加させる必要があること。

巻末資料

● たんぱく質[1]

性別	男性				女性			
年齢等	推定平均必要量	推奨量	目安量	目標量[3]（中央値[4]）	推定平均必要量	推奨量	目安量	目標量[3]（中央値[4]）
0～5（月）[2]	—	—	10	—	—	—	10	—
6～8（月）[2]	—	—	15	—	—	—	15	—
9～11（月）[2]	—	—	25	—	—	—	25	—
1～2（歳）	15	20	—	13～20 (16.5)	15	20	—	13～20 (16.5)
3～5（歳）	20	25	—	13～20 (16.5)	20	25	—	13～20 (16.5)
6～7（歳）	25	35	—	13～20 (16.5)	25	30	—	13～20 (16.5)
8～9（歳）	35	40	—	13～20 (16.5)	30	40	—	13～20 (16.5)
10～11（歳）	40	50	—	13～20 (16.5)	40	50	—	13～20 (16.5)
12～14（歳）	50	60	—	13～20 (16.5)	45	55	—	13～20 (16.5)
15～17（歳）	50	65	—	13～20 (16.5)	45	55	—	13～20 (16.5)
18～29（歳）	50	60	—	13～20 (16.5)	40	50	—	13～20 (16.5)
30～49（歳）	50	60	—	13～20 (16.5)	40	50	—	13～20 (16.5)
50～69（歳）	50	60	—	13～20 (16.5)	40	50	—	13～20 (16.5)
70以上（歳）	50	60	—	13～20 (16.5)	40	50	—	13～20 (16.5)
妊婦（付加量）初期					+0	+0	—	—
妊婦（付加量）中期					+5	+10	—	—
妊婦（付加量）後期					+20	+25	—	—
授乳婦（付加量）					+15	+20	—	—

1 推定平均必要量、推奨量、目安量：g/日、目標量（中央値）：％エネルギー
2 乳児の目安量は、母乳栄養児の値である。
3 範囲については、おおむねの値を示したものである。
4 中央値は、範囲の中央値を示したものであり、最も望ましい値を示すものではない。

● 脂質[1]

性別	脂質 男性		脂質 女性		飽和脂肪酸（％エネルギー）男性	飽和脂肪酸（％エネルギー）女性	n-6系脂肪酸（g/日）男性	n-6系脂肪酸（g/日）女性	n-3系脂肪酸（g/日）男性	n-3系脂肪酸（g/日）女性
年齢等	目安量	目標量[2]（中央値[3]）	目安量	目標量[2]（中央値[3]）	目標量	目標量	目安量	目安量	目安量	目安量
0～5（月）	50	—	50	—	—	—	4	4	0.9	0.9
6～11（月）	40	—	40	—	—	—	4	4	0.8	0.8
1～2（歳）	—	20～30 (25)	—	20～30 (25)	—	—	5	5	0.7	0.8
3～5（歳）	—	20～30 (25)	—	20～30 (25)	—	—	7	6	1.3	1.1
6～7（歳）	—	20～30 (25)	—	20～30 (25)	—	—	7	7	1.4	1.3
8～9（歳）	—	20～30 (25)	—	20～30 (25)	—	—	9	7	1.7	1.4
10～11（歳）	—	20～30 (25)	—	20～30 (25)	—	—	9	8	1.7	1.5
12～14（歳）	—	20～30 (25)	—	20～30 (25)	—	—	12	10	2.1	1.8
15～17（歳）	—	20～30 (25)	—	20～30 (25)	—	—	13	10	2.3	1.7
18～29（歳）	—	20～30 (25)	—	20～30 (25)	7以下	7以下	11	8	2.0	1.6
30～49（歳）	—	20～30 (25)	—	20～30 (25)	7以下	7以下	10	8	2.1	1.6
50～69（歳）	—	20～30 (25)	—	20～30 (25)	7以下	7以下	10	8	2.4	2.0
70以上（歳）	—	20～30 (25)	—	20～30 (25)	7以下	7以下	8	7	2.2	1.9
妊婦			—	—		—		9		1.8
授乳婦			—	—		—		9		1.8

1 脂質の総エネルギーに占める割合（脂肪エネルギー比率）：％エネルギー
2 範囲については、おおむねの値を示したものである。
3 中央値は、範囲の中央値を示したものであり、最も望ましい値を示すものではない。

「日本人の食事摂取基準(2015年版)」

● 炭水化物

性別	炭水化物（%エネルギー）		食物繊維（g/日）	
	男性	女性	男性	女性
年齢等	目標量[1,2]（中央値[3]）	目標量[1,2]（中央値[3]）	目標量	目標量
0～5（月）	—	—	—	—
6～11（月）	—	—	—	—
1～2（歳）	50～65（57.5）	50～65（57.5）	—	—
3～5（歳）	50～65（57.5）	50～65（57.5）	—	—
6～7（歳）	50～65（57.5）	50～65（57.5）	11以上	10以上
8～9（歳）	50～65（57.5）	50～65（57.5）	12以上	12以上
10～11（歳）	50～65（57.5）	50～65（57.5）	13以上	13以上
12～14（歳）	50～65（57.5）	50～65（57.5）	17以上	16以上
15～17（歳）	50～65（57.5）	50～65（57.5）	19以上	17以上
18～29（歳）	50～65（57.5）	50～65（57.5）	20以上	18以上
30～49（歳）	50～65（57.5）	50～65（57.5）	20以上	18以上
50～69（歳）	50～65（57.5）	50～65（57.5）	20以上	18以上
70以上（歳）	50～65（57.5）	50～65（57.5）	19以上	17以上
妊婦		—		—
授乳婦		—		—

1 範囲については、おおむねの値を示したものである。
2 アルコールを含む。ただし、アルコールの摂取を勧めるものではない。
3 中央値は、範囲の中央値を示したものであり、最も望ましい値を示すものではない。

● エネルギー産生栄養素バランス（%エネルギー）

	目標量[1]（中央値[2]）（男女共通）			
年齢等	たんぱく質	脂質[3]		炭水化物[4,5]
		脂質	飽和脂肪酸	
0～11（月）	—	—	—	—
1～17（歳）	13～20（16.5）	20～30（25）	—	50～65（57.5）
18～69（歳）	13～20（16.5）	20～30（25）	7以下	50～65（57.5）
70以上（歳）	13～20（16.5）	20～30（25）	7以下	50～65（57.5）

1 各栄養素の範囲については、おおむねの値を示したものであり、生活習慣病の予防や高齢者の虚弱の予防の観点からは、弾力的に運用すること。
2 中央値は、範囲の中央値を示したものであり、最も望ましい値を示すものではない。
3 脂質については、その構成成分である飽和脂肪酸など、質への配慮を十分に行う必要がある。
4 アルコールを含む。ただし、アルコールの摂取を勧めるものではない。
5 食物繊維の目標量を十分に注意すること。

巻末資料

● 脂溶性ビタミン

性別	男性 ビタミンA（μgRAE/日）[1]				女性			
年齢等	推定平均必要量[2]	推奨量[2]	目安量[3]	耐容上限量[3]	推定平均必要量[2]	推奨量[2]	目安量[3]	耐容上限量[3]
0〜5（月）	—	—	300	600	—	—	300	600
6〜11（月）	—	—	400	600	—	—	400	600
1〜2（歳）	300	400	—	600	250	350	—	600
3〜5（歳）	350	500	—	700	300	400	—	700
6〜7（歳）	300	450	—	900	300	400	—	900
8〜9（歳）	350	500	—	1,200	350	500	—	1,200
10〜11（歳）	450	600	—	1,500	400	600	—	1,500
12〜14（歳）	550	800	—	2,100	500	700	—	2,100
15〜17（歳）	650	900	—	2,600	500	650	—	2,600
18〜29（歳）	600	850	—	2,700	450	650	—	2,700
30〜49（歳）	650	900	—	2,700	500	700	—	2,700
50〜69（歳）	600	850	—	2,700	500	700	—	2,700
70以上（歳）	550	800	—	2,700	450	650	—	2,700
妊婦（付加量）初期					+0	+0	—	—
妊婦（付加量）中期					+0	+0	—	—
妊婦（付加量）後期					+60	+80	—	—
授乳婦（付加量）					+300	+450	—	—

1 レチノール活性当量（μgRAE）
　＝レチノール（μg）＋β-カロテン（μg）×1/12＋α-カロテン（μg）×1/24
　＋β-クリプトキサンチン（μg）×1/24＋その他のプロビタミンAカロテノイド（μg）×1/24
2 プロビタミンA カロテノイドを含む。
3 プロビタミンA カロテノイドを含まない。

性別	ビタミンD（μg/日） 男性		女性		ビタミンE（mg/日）[1] 男性		女性		ビタミンK（μg/日） 男性	女性
年齢等	目安量	耐容上限量	目安量	耐容上限量	目安量	耐容上限量	目安量	耐容上限量	目安量	目安量
0〜5（月）	5.0	25	5.0	25	3.0	—	3.0	—	4	4
6〜11（月）	5.0	25	5.0	25	4.0	—	4.0	—	7	7
1〜2（歳）	2.0	20	2.0	20	3.5	150	3.5	150	60	60
3〜5（歳）	2.5	30	2.5	30	4.5	200	4.5	200	70	70
6〜7（歳）	3.0	40	3.0	40	5.0	300	5.0	300	85	85
8〜9（歳）	3.5	40	3.5	40	5.5	350	5.5	350	100	100
10〜11（歳）	4.5	60	4.5	60	5.5	450	5.5	450	120	120
12〜14（歳）	5.5	80	5.5	80	7.5	650	6.0	600	150	150
15〜17（歳）	6.0	90	6.0	90	7.5	750	6.0	650	160	160
18〜29（歳）	5.5	100	5.5	100	6.5	800	6.0	650	150	150
30〜49（歳）	5.5	100	5.5	100	6.5	900	6.0	700	150	150
50〜69（歳）	5.5	100	5.5	100	6.5	850	6.0	700	150	150
70以上（歳）	5.5	100	5.5	100	6.5	750	6.0	650	150	150
妊婦			7.0	—			6.5	—		150
授乳婦			8.0	—			7.0	—		150

1 α-トコフェロールについて算定した。α-トコフェロール以外のビタミンE は含んでいない。

「日本人の食事摂取基準（2015年版）」

● 水溶性ビタミン

性別	ビタミンB₁（mg/日）[1]						ビタミンB₂（mg/日）[2]					
	男性			女性			男性			女性		
年齢等	推定平均必要量	推奨量	目安量	推定平均必要量	推奨量	目安量	推定平均必要量	推奨量	目安量	推定平均必要量	推奨量	目安量
0〜5（月）	—	—	0.1	—	—	0.1	—	—	0.3	—	—	0.3
6〜11（月）	—	—	0.2	—	—	0.2	—	—	0.4	—	—	0.4
1〜2（歳）	0.4	0.5	—	0.4	0.5	—	0.5	0.6	—	0.5	0.5	—
3〜5（歳）	0.6	0.7	—	0.6	0.7	—	0.7	0.8	—	0.6	0.8	—
6〜7（歳）	0.7	0.8	—	0.7	0.8	—	0.8	0.9	—	0.7	0.9	—
8〜9（歳）	0.8	1.0	—	0.8	0.9	—	0.9	1.1	—	0.9	1.0	—
10〜11（歳）	1.0	1.2	—	0.9	1.1	—	1.1	1.4	—	1.1	1.3	—
12〜14（歳）	1.2	1.4	—	1.1	1.3	—	1.3	1.6	—	1.2	1.4	—
15〜17（歳）	1.3	1.5	—	1.0	1.2	—	1.4	1.7	—	1.2	1.4	—
18〜29（歳）	1.2	1.4	—	0.9	1.1	—	1.3	1.6	—	1.0	1.2	—
30〜49（歳）	1.2	1.4	—	0.9	1.1	—	1.3	1.6	—	1.0	1.2	—
50〜69（歳）	1.1	1.3	—	0.9	1.0	—	1.2	1.5	—	1.0	1.1	—
70以上（歳）	1.0	1.2	—	0.8	0.9	—	1.1	1.3	—	0.9	1.1	—
妊婦（付加量）				+0.2	+0.2	—				+0.2	+0.3	—
授乳婦（付加量）				+0.2	+0.2	—				+0.5	+0.6	—

1　身体活動レベルⅡの推定エネルギー必要量を用いて算定した。
　特記事項：推定平均必要量は、ビタミンB₁の欠乏症である脚気を予防するに足る最小必要量からではなく、尿中にビタミンB₁の排泄量が増大し始める摂取量（体内飽和量）から算定。
2　身体活動レベルⅡの推定エネルギー必要量を用いて算定した。
　特記事項：推定平均必要量は、ビタミンB₂の欠乏症である口唇炎、口角炎、舌炎などの皮膚炎を予防するに足る最小摂取量から求めた値ではなく、尿中にビタミンB₂の排泄量が増大し始める摂取量（体内飽和量）から算定。

性別	ナイアシン（mgNE/日）[1]							
	男性				女性			
年齢等	推定平均必要量	推奨量	目安量	耐容上限量[2]	推定平均必要量	推奨量	目安量	耐容上限量[2]
0〜5（月）[3]	—	—	2	—	—	—	2	—
6〜11（月）	—	—	3	—	—	—	3	—
1〜2（歳）	5	5	—	60（15）	4	5	—	60（15）
3〜5（歳）	6	7	—	80（20）	6	7	—	80（20）
6〜7（歳）	7	9	—	100（30）	7	8	—	100（25）
8〜9（歳）	9	11	—	150（35）	8	10	—	150（35）
10〜11（歳）	11	13	—	200（45）	10	12	—	200（45）
12〜14（歳）	12	15	—	250（60）	12	14	—	250（60）
15〜17（歳）	14	16	—	300（75）	11	13	—	250（65）
18〜29（歳）	13	15	—	300（80）	9	11	—	250（65）
30〜49（歳）	13	15	—	350（85）	10	12	—	250（65）
50〜69（歳）	12	14	—	350（80）	9	11	—	250（65）
70以上（歳）	11	13	—	300（75）	8	10	—	250（60）
妊婦（付加量）					—	—	—	—
授乳婦（付加量）					+3	+3	—	—

1　身体活動レベルⅡの推定エネルギー必要量を用いて算定した。
2　ニコチンアミドのmg量、（　）内はニコチン酸のmg量。参照体重を用いて算定した。
3　単位はmg/日。
4　NE＝ナイアシン当量＝ナイアシン＋1/60 トリプトファン。

巻末資料

性別	男性 ビタミンB₆（mg/日）[1]				女性			
年齢等	推定平均必要量	推奨量	目安量	耐容上限量[2]	推定平均必要量	推奨量	目安量	耐容上限量[2]
0〜5（月）	—	—	0.2	—	—	—	0.2	—
6〜11（月）	—	—	0.3	—	—	—	0.3	—
1〜2（歳）	0.4	0.5	—	10	0.4	0.5	—	10
3〜5（歳）	0.5	0.6	—	15	0.5	0.6	—	15
6〜7（歳）	0.7	0.8	—	20	0.6	0.7	—	20
8〜9（歳）	0.8	0.9	—	25	0.8	0.9	—	25
10〜11（歳）	1.0	1.2	—	30	1.0	1.2	—	30
12〜14（歳）	1.2	1.4	—	40	1.1	1.3	—	40
15〜17（歳）	1.2	1.5	—	50	1.1	1.3	—	45
18〜29（歳）	1.2	1.4	—	55	1.0	1.2	—	45
30〜49（歳）	1.2	1.4	—	60	1.0	1.2	—	45
50〜69（歳）	1.2	1.4	—	55	1.0	1.2	—	45
70以上（歳）	1.2	1.4	—	50	1.0	1.2	—	40
妊婦（付加量）					+0.2	+0.2	—	—
授乳婦（付加量）					+0.3	+0.3	—	—

1 たんぱく質食事摂取基準の推奨量を用いて算定した（妊婦・授乳婦の付加量は除く）。
2 食事性ビタミンB₆の量ではなく、ピリドキシンとしての量である。

性別	ビタミンB₁₂（μg/日） 男性			女性			葉酸[1]（μg/日） 男性				女性			
年齢等	推定平均必要量	推奨量	目安量	推定平均必要量	推奨量	目安量	推定平均必要量	推奨量	目安量	耐容上限量[2]	推定平均必要量	推奨量	目安量	耐容上限量[2]
0〜5（月）	—	—	0.4	—	—	0.4	—	—	40	—	—	—	40	—
6〜11（月）	—	—	0.5	—	—	0.5	—	—	60	—	—	—	60	—
1〜2（歳）	0.7	0.9	—	0.7	0.9	—	70	90	—	200	70	90	—	200
3〜5（歳）	0.8	1.0	—	0.8	1.0	—	80	100	—	300	80	100	—	300
6〜7（歳）	1.0	1.3	—	1.0	1.3	—	100	130	—	400	100	130	—	400
8〜9（歳）	1.2	1.5	—	1.2	1.5	—	120	150	—	500	120	150	—	500
10〜11（歳）	1.5	1.8	—	1.5	1.8	—	150	180	—	700	150	180	—	700
12〜14（歳）	1.9	2.3	—	1.9	2.3	—	190	230	—	900	190	230	—	900
15〜17（歳）	2.1	2.5	—	2.1	2.5	—	210	250	—	900	210	250	—	900
18〜29（歳）	2.0	2.4	—	2.0	2.4	—	200	240	—	900	200	240	—	900
30〜49（歳）	2.0	2.4	—	2.0	2.4	—	200	240	—	1,000	200	240	—	1,000
50〜69（歳）	2.0	2.4	—	2.0	2.4	—	200	240	—	1,000	200	240	—	1,000
70以上（歳）	2.0	2.4	—	2.0	2.4	—	200	240	—	900	200	240	—	900
妊婦（付加量）				+0.3	+0.4	—					+200	+240	—	—
授乳婦（付加量）				+0.7	+0.8	—					+80	+100	—	—

1 妊娠を計画している女性、または、妊娠の可能性がある女性は、神経管閉鎖障害のリスクの低減のために、付加的に400μg/日のプテロイルモノグルタミン酸の摂取が望まれる。
2 サプリメントや強化食品に含まれるプテロイルモノグルタミン酸の量である。

「日本人の食事摂取基準（2015年版）」

性別	パントテン酸 (mg/日)		ビオチン (μg/日)		ビタミンC (mg/日)					
	男性	女性	男性	女性	男性			女性		
年齢等	目安量	目安量	目安量	目安量	推定平均必要量	推奨量	目安量	推定平均必要量	推奨量	目安量
0～5（月）	4	4	4	4	—	—	40	—	—	40
6～11（月）	3	3	10	10	—	—	40	—	—	40
1～2（歳）	3	3	20	20	30	35	—	30	35	—
3～5（歳）	4	4	20	20	35	40	—	35	40	—
6～7（歳）	5	5	25	25	45	55	—	45	55	—
8～9（歳）	5	5	30	30	50	60	—	50	60	—
10～11（歳）	6	6	35	35	60	75	—	60	75	—
12～14（歳）	7	6	50	50	80	95	—	80	95	—
15～17（歳）	7	5	50	50	85	100	—	85	100	—
18～29（歳）	5	4	50	50	85	100	—	85	100	—
30～49（歳）	5	4	50	50	85	100	—	85	100	—
50～69（歳）	5	5	50	50	85	100	—	85	100	—
70以上（歳）	5	5	50	50	85	100	—	85	100	—
妊婦[1]		5		50				+10	+10	—
授乳婦[1]		5		50				+40	+45	—

特記事項（ビタミンC）：推定平均必要量は、壊血病の回避ではなく、心臓血管系の疾病予防効果並びに抗酸化作用効果から算定。
1　ビタミンCは付加量。

● 多量ミネラル

性別	ナトリウム（mg/日、（ ）は食塩相当量〔g/日〕）						カリウム（mg/日）			
	男性			女性			男性		女性	
年齢等	推定平均必要量	目安量	目標量	推定平均必要量	目安量	目標量	目安量	目標量	目安量	目標量
0～5（月）	—	100 (0.3)	—	—	100 (0.3)	—	400	—	400	—
6～11（月）	—	600 (1.5)	—	—	600 (1.5)	—	700	—	700	—
1～2（歳）	—	—	(3.0未満)	—	—	(3.5未満)	900	—	800	—
3～5（歳）	—	—	(4.0未満)	—	—	(4.5未満)	1,100	—	1,000	—
6～7（歳）	—	—	(5.0未満)	—	—	(5.5未満)	1,300	1,800以上	1,200	1,800以上
8～9（歳）	—	—	(5.5未満)	—	—	(6.0未満)	1,600	2,000以上	1,500	2,000以上
10～11（歳）	—	—	(6.5未満)	—	—	(7.0未満)	1,900	2,200以上	1,800	2,000以上
12～14（歳）	—	—	(8.0未満)	—	—	(7.0未満)	2,400	2,600以上	2,200	2,400以上
15～17（歳）	—	—	(8.0未満)	—	—	(7.0未満)	2,800	3,000以上	2,100	2,600以上
18～29（歳）	600 (1.5)	—	(8.0未満)	600 (1.5)	—	(7.0未満)	2,500	3,000以上	2,000	2,600以上
30～49（歳）	600 (1.5)	—	(8.0未満)	600 (1.5)	—	(7.0未満)	2,500	3,000以上	2,000	2,600以上
50～69（歳）	600 (1.5)	—	(8.0未満)	600 (1.5)	—	(7.0未満)	2,500	3,000以上	2,000	2,600以上
70以上（歳）	600 (1.5)	—	(8.0未満)	600 (1.5)	—	(7.0未満)	2,500	3,000以上	2,000	2,600以上
妊婦				—	—	—			2,000	—
授乳婦				—	—	—			2,200	—

巻末資料

カルシウム（mg/日）

性別	男性				女性			
年齢等	推定平均必要量	推奨量	目安量	耐容上限量	推定平均必要量	推奨量	目安量	耐容上限量
0〜5（月）	—	—	200	—	—	—	200	—
6〜11（月）	—	—	250	—	—	—	250	—
1〜2（歳）	350	450	—	—	350	400	—	—
3〜5（歳）	500	600	—	—	450	550	—	—
6〜7（歳）	500	600	—	—	450	550	—	—
8〜9（歳）	550	650	—	—	600	750	—	—
10〜11（歳）	600	700	—	—	600	750	—	—
12〜14（歳）	850	1,000	—	—	700	800	—	—
15〜17（歳）	650	800	—	—	550	650	—	—
18〜29（歳）	650	800	—	2,500	550	650	—	2,500
30〜49（歳）	550	650	—	2,500	550	650	—	2,500
50〜69（歳）	600	700	—	2,500	550	650	—	2,500
70以上（歳）	600	700	—	2,500	500	650	—	2,500
妊婦					—	—	—	—
授乳婦					—	—	—	—

マグネシウム（mg/日） ／ リン（mg/日）

性別	男性（マグネシウム）				女性（マグネシウム）				男性（リン）		女性（リン）	
年齢等	推定平均必要量	推奨量	目安量	耐容上限量[1]	推定平均必要量	推奨量	目安量	耐容上限量[1]	目安量	耐容上限量	目安量	耐容上限量
0〜5（月）	—	—	20	—	—	—	20	—	120	—	120	—
6〜11（月）	—	—	60	—	—	—	60	—	260	—	260	—
1〜2（歳）	60	70	—	—	60	70	—	—	500	—	500	—
3〜5（歳）	80	100	—	—	80	100	—	—	800	—	600	—
6〜7（歳）	110	130	—	—	110	130	—	—	900	—	900	—
8〜9（歳）	140	170	—	—	140	160	—	—	1,000	—	900	—
10〜11（歳）	180	210	—	—	180	220	—	—	1,100	—	1,000	—
12〜14（歳）	250	290	—	—	240	290	—	—	1,200	—	1,100	—
15〜17（歳）	300	360	—	—	260	310	—	—	1,200	—	900	—
18〜29（歳）	280	340	—	—	230	270	—	—	1,000	3,000	800	3,000
30〜49（歳）	310	370	—	—	240	290	—	—	1,000	3,000	800	3,000
50〜69（歳）	290	350	—	—	240	290	—	—	1,000	3,000	800	3,000
70以上（歳）	270	320	—	—	220	270	—	—	1,000	3,000	800	3,000
妊婦[2]					+30	+40	—	—			800	—
授乳婦[2]					—	—	—	—			800	—

1 通常の食品以外からの摂取量の耐容上限量は成人の場合 350 mg/日、小児では 5 mg/kg 体重/日とする。それ以外の通常の食品からの摂取の場合、耐容上限量は設定しない。
2 マグネシウムは付加量。

「日本人の食事摂取基準（2015年版）」

● 微量ミネラル

性別	男性				女性					
					月経なし		月経あり			
年齢等	推定平均必要量	推奨量	目安量	耐容上限量	推定平均必要量	推奨量	推定平均必要量	推奨量	目安量	耐容上限量
0〜5（月）	—	—	0.5	—	—	—	—	—	0.5	—
6〜11（月）	3.5	5.0	—	—	3.5	4.5	—	—	—	—
1〜2（歳）	3.0	4.5	—	25	3.0	4.5	—	—	—	20
3〜5（歳）	4.0	5.5	—	25	3.5	5.0	—	—	—	25
6〜7（歳）	4.5	6.5	—	30	4.5	6.5	—	—	—	30
8〜9（歳）	6.0	8.0	—	35	6.0	8.5	—	—	—	35
10〜11（歳）	7.0	10.0	—	35	7.0	10.0	10.0	14.0	—	35
12〜14（歳）	8.5	11.5	—	50	7.0	10.0	10.0	14.0	—	50
15〜17（歳）	8.0	9.5	—	50	5.5	7.0	8.5	10.5	—	40
18〜29（歳）	6.0	7.0	—	50	5.0	6.0	8.5	10.5	—	40
30〜49（歳）	6.5	7.5	—	55	5.5	6.5	9.0	10.5	—	40
50〜69（歳）	6.0	7.5	—	50	5.5	6.5	9.0	10.5	—	40
70以上（歳）	6.0	7.0	—	50	5.0	6.0	—	—	—	40
妊婦（付加量）初期					+2.0	+2.5	—	—	—	—
妊婦（付加量）中期・後期					+12.5	+15.0	—	—	—	—
授乳婦（付加量）					+2.0	+2.5	—	—	—	—

1 過多月経（月経出血量が80 mL/回以上）の人を除外して策定した。

鉄（mg/日）[1]

亜鉛（mg/日）

性別	男性				女性			
年齢等	推定平均必要量	推奨量	目安量	耐容上限量	推定平均必要量	推奨量	目安量	耐容上限量
0〜5（月）	—	—	2	—	—	—	2	—
6〜11（月）	—	—	3	—	—	—	3	—
1〜2（歳）	3	3	—	—	3	3	—	—
3〜5（歳）	3	4	—	—	3	4	—	—
6〜7（歳）	4	5	—	—	4	5	—	—
8〜9（歳）	5	6	—	—	5	5	—	—
10〜11（歳）	6	7	—	—	6	7	—	—
12〜14（歳）	8	9	—	—	7	8	—	—
15〜17（歳）	9	10	—	—	6	8	—	—
18〜29（歳）	8	10	—	40	6	8	—	35
30〜49（歳）	8	10	—	45	6	8	—	35
50〜69（歳）	8	10	—	45	6	8	—	35
70以上（歳）	8	9	—	40	6	7	—	35
妊婦（付加量）					+1	+2	—	—
授乳婦（付加量）					+3	+3	—	—

巻末資料

性別	銅（mg／日）							
	男性				女性			
年齢等	推定平均必要量	推奨量	目安量	耐容上限量	推定平均必要量	推奨量	目安量	耐容上限量
0〜5（月）	—	—	0.3	—	—	—	0.3	—
6〜11（月）	—	—	0.3	—	—	—	0.3	—
1〜2（歳）	0.2	0.3	—	—	0.2	0.3	—	—
3〜5（歳）	0.3	0.4	—	—	0.3	0.4	—	—
6〜7（歳）	0.4	0.5	—	—	0.4	0.5	—	—
8〜9（歳）	0.4	0.6	—	—	0.4	0.5	—	—
10〜11（歳）	0.5	0.7	—	—	0.5	0.7	—	—
12〜14（歳）	0.7	0.8	—	—	0.6	0.8	—	—
15〜17（歳）	0.8	1.0	—	—	0.6	0.8	—	—
18〜29（歳）	0.7	0.9	—	10	0.6	0.8	—	10
30〜49（歳）	0.7	1.0	—	10	0.6	0.8	—	10
50〜69（歳）	0.7	0.9	—	10	0.6	0.8	—	10
70以上（歳）	0.7	0.9	—	10	0.6	0.7	—	10
妊婦（付加量）					+0.1	+0.1	—	—
授乳婦（付加量）					+0.5	+0.5	—	—

性別	マンガン（mg／日）				ヨウ素（μg／日）							
	男性		女性		男性				女性			
年齢等	目安量	耐容上限量	目安量	耐容上限量	推定平均必要量	推奨量	目安量	耐容上限量	推定平均必要量	推奨量	目安量	耐容上限量
0〜5（月）	0.01	—	0.01	—	—	—	100	250	—	—	100	250
6〜11（月）	0.5	—	0.5	—	—	—	130	250	—	—	130	250
1〜2（歳）	1.5	—	1.5	—	35	50	—	250	35	50	—	250
3〜5（歳）	1.5	—	1.5	—	45	60	—	350	45	60	—	350
6〜7（歳）	2.0	—	2.0	—	55	75	—	500	55	75	—	500
8〜9（歳）	2.5	—	2.5	—	65	90	—	500	65	90	—	500
10〜11（歳）	3.0	—	3.0	—	80	110	—	500	80	110	—	500
12〜14（歳）	4.0	—	4.0	—	100	140	—	1,200	100	140	—	1,200
15〜17（歳）	4.5	—	3.5	—	100	140	—	2,000	100	140	—	2,000
18〜29（歳）	4.0	11	3.5	11	95	130	—	3,000	95	130	—	3,000
30〜49（歳）	4.0	11	3.5	11	95	130	—	3,000	95	130	—	3,000
50〜69（歳）	4.0	11	3.5	11	95	130	—	3,000	95	130	—	3,000
70以上（歳）	4.0	11	3.5	11	95	130	—	3,000	95	130	—	3,000
妊婦[1]			3.5	—					+75	+110	—	—[2]
授乳婦[1]			3.5	—					+100	+140	—	—

1 ヨウ素は付加量。
2 妊婦の耐容上限量は、2,000μg／日とする。

「日本人の食事摂取基準（2015年版）」

性別	セレン（μg/日）							
	男性				女性			
年齢等	推定平均必要量	推奨量	目安量	耐容上限量	推定平均必要量	推奨量	目安量	耐容上限量
0〜5（月）	—	—	15	—	—	—	15	—
6〜11（月）	—	—	15	—	—	—	15	—
1〜2（歳）	10	10	—	80	10	10	—	70
3〜5（歳）	10	15	—	110	10	10	—	110
6〜7（歳）	15	15	—	150	15	15	—	150
8〜9（歳）	15	20	—	190	15	20	—	180
10〜11（歳）	20	25	—	240	20	25	—	240
12〜14（歳）	25	30	—	330	25	30	—	320
15〜17（歳）	30	35	—	400	20	25	—	350
18〜29（歳）	25	30	—	420	20	25	—	330
30〜49（歳）	25	30	—	460	20	25	—	350
50〜69（歳）	25	30	—	440	20	25	—	350
70以上（歳）	25	30	—	400	20	25	—	330
妊婦（付加量）					+5	+5	—	—
授乳婦（付加量）					+15	+20	—	—

性別	クロム（μg/日）		モリブデン（μg/日）							
	男性	女性	男性				女性			
年齢等	目安量	目安量	推定平均必要量	推奨量	目安量	耐容上限量	推定平均必要量	推奨量	目安量	耐容上限量
0〜5（月）	0.8	0.8	—	—	2	—	—	—	2	—
6〜11（月）	1.0	1.0	—	—	10	—	—	—	10	—
1〜2（歳）	—	—	—	—	—	—	—	—	—	—
3〜5（歳）	—	—	—	—	—	—	—	—	—	—
6〜7（歳）	—	—	—	—	—	—	—	—	—	—
8〜9（歳）	—	—	—	—	—	—	—	—	—	—
10〜11（歳）	—	—	—	—	—	—	—	—	—	—
12〜14（歳）	—	—	—	—	—	—	—	—	—	—
15〜17（歳）	—	—	—	—	—	—	—	—	—	—
18〜29（歳）	10	10	20	25	—	550	20	20	—	450
30〜49（歳）	10	10	25	30	—	550	20	25	—	450
50〜69（歳）	10	10	20	25	—	550	20	25	—	450
70以上（歳）	10	10	20	25	—	550	20	20	—	450
妊婦[1]		10					—	—	—	—
授乳婦[1]		10					+3	+3	—	—

1　モリブデンは付加量。

さくいん

●かな

あ
亜鉛 … 38, 191
アスコルビン酸 … 35
遊び食い … 74
アデノシン三リン酸 … 23
アナフィラキシーショック … 79, 158
アミノ基転移反応 … 35
アミノ酸 … 30
アラキドン酸 … 163
αリノレン酸 … 163
アレルギー … 76
アレルゲン … 160
アンモニア … 32

い
異化過程 … 12
異化作用 … 22
育児用調製粉乳 … 62
育児用ミルク … 62
医食同源 … 12
一汁三菜 … 46
一汁二菜 … 46
胃ろう … 167
インスリン … 27

う
ウイルス … 52
ウエルッシュ菌 … 53
う歯 … 76, 78

え
影響評価 … 116
衛生管理 … 52
栄養素 … 12
栄養比率 … 42
エシカルコンシューマー … 178
エネルギー産生栄養素バランス … 71, 185
エネルギー収支バランス … 40
エピトープ … 160
エピペン® … 158
嚥下反射 … 4

嚥下補助食材 … 166

お
黄色ブドウ球菌 … 53
オリゴ糖 … 29

か
壊血病 … 35
回転食 … 161
解糖系 … 13
外部委託 … 110
外部搬入 … 110
カウプ指数 … 77
化学物質 … 52
核酸 … 35
攪拌 … 14
学童期 … 85
脚気 … 34
学校給食 … 91
学校給食摂取基準 … 92
学校給食法 … 91
活性酸素 … 13
活動代謝エネルギー … 22
加熱 … 51
加熱調理操作 … 50
ガラクトース血症 … 165
カリウム … 37, 189
カルシウム … 37, 57, 190
乾式加熱 … 51
間食 … 72, 140
完全除去 … 161
感染防御因子 … 59
カンピロバクター … 53

き
飢餓 … 2
企画評価 … 115
飢饉 … 2
寄生虫 … 53
基礎代謝エネルギー … 22
基礎代謝量 … 182
吸啜反射 … 4, 151
行事食 … 6

く
グリコーゲン … 29
クロム … 193

け
経過評価 … 115
経管栄養 … 167
計量スプーン … 49
結果評価 … 116
結果目標 … 113
欠食 … 138
血糖 … 27
ケトン体 … 26

こ
抗酸化物質 … 59
行動目標 … 113
誤嚥性肺炎 … 167
五感 … 3
こ食 … 140
孤食 … 80, 88
子育て支援 … 128
5大栄養素 … 28
子ども食堂 … 15, 176
子どもの生活習慣 … 172
子どもの貧困 … 176
コバラミン … 35
コレステロール … 33
混合栄養 … 64
献立 … 41, 72

さ
細菌 … 52
サルモネラ菌 … 53
参照体位 … 182
3色食品群 … 41
3大栄養素 … 22, 28

し
自園調理 … 105, 108, 110
時間栄養学 … 167
脂質 … 184
思春期 … 85

自然毒・・・・・・・・・・・・・・・・・・・・ 52
肢体不自由児・・・・・・・・・・・・・・ 154
湿式加熱・・・・・・・・・・・・・・・・・・ 51
児童福祉施設・・・・・・・・・・・・・・ 146
児童福祉施設における食事の提供
　ガイド・・・・・・・・・・・・・・・・・・・・ 152
児童福祉法・・・・・・・・・・・・・・・・ 127
児童養護施設・・・・・・・・ 147, 153
脂肪酸・・・・・・・・・・・・・・・・・・・・ 32
重度心身障害児・・・・・・・・・・・・ 154
終末殺菌法・・・・・・・・・・・・・・・・ 62
主菜・・・・・・・・・・・・・・・・・・・・・・ 46
主食・・・・・・・・・・・・・・・・・・・・・・ 46
授乳・離乳の支援ガイド・・・・・・ 58
消化・・・・・・・・・・・・・・・・・・・・・・ 31
障害児入所施設・・・・・・・・ 147, 154
症候性肥満・・・・・・・・・・・・ 77, 175
脂溶性ビタミン・・・・・・・・・・・・ 34
除去食・・・・・・・・・・・・・・・・・・・・ 8
食育・・・・・・・・・・・・・・・・・・ 11, 98
食育基本法・・・・・・・・・・・・ 98, 107
食育の計画・・・・・・・・・・・・・・・・ 109
職員間の連携・・・・・・・・・・・・・・ 123
食事依存性運動誘発アナフィラキ
　シー・・・・・・・・・・・・・・・・・・・・ 158
食事観・・・・・・・・・・・・・・・・・・・・ 112
食事バランスガイド・・・ 45, 56, 72, 91
食生活指針・・・・・・・・・・・・・ 43, 91
食中毒・・・・・・・・・・・・・・ 7, 52, 154
食の自立・・・・・・・・・・・・・・・・・・ 5
食品衛生・・・・・・・・・・・・・・・・・・ 53
食品構成・・・・・・・・・・・・・・・ 42, 72
食物アレルギー・・・・・・・ 7, 78, 157
食物アレルギーの原因食材・・・ 157
食物繊維・・・・・・・・・・・・・・ 29, 185
食を営む力・・・・・・・・・・・・ 100, 107
ショ糖・・・・・・・・・・・・・・・・・・・・ 29
初乳・・・・・・・・・・・・・・・・・・・・・・ 59
神経管閉鎖障害・・・・・・・・・・・・ 57
神経性食欲不振症・・・・・・・・・・ 87
人工栄養・・・・・・・・・・・・・・・・・・ 61
新生児反射・・・・・・・・・・・・・・・・ 4
新生児マススクリーニング・・・・ 165

す
推奨量・・・・・・・・・・・・・・・・・・・・ 40
推定エネルギー必要量・・・・ 40, 183
推定平均必要量・・・・・・・・・・・・ 40
水溶性食物繊維・・・・・・・・・・・・ 30
水溶性ビタミン・・・・・・・・・・・・ 34

せ
生活管理指導表・・・・・・・・・・・・ 8
生活習慣病・・・・・・・・・・・・・・・・ 32
生活リズム・・・・・・・・・・・・・・・・ 174
成熟乳・・・・・・・・・・・・・・・・・・・・ 59
生体内リズム・・・・・・・・・・・・・・ 79
摂食・・・・・・・・・・・・・・・・・・・・・・ 12
セレン・・・・・・・・・・・・・・・・・・・・ 193
先天性代謝異常症・・・・・・・・・・ 164

そ
総合評価・・・・・・・・・・・・・・・・・・ 116
咀嚼・・・・・・・・・・・・・・・・・・・・・・ 76

た
胎児期・・・・・・・・・・・・・・・・・・・・ 56
代替食・・・・・・・・・・・・・・・・・・・・ 161
大腸菌O-157・・・・・・・・・・・・・・ 52
体内時計・・・・・・・・・・・・・・・・・・ 17
第二次性徴・・・・・・・・・・・・・・・・ 85
第二次発育急進期・・・・・・・・・・ 85
耐容上限量・・・・・・・・・・・・・・・・ 40
脱灰・・・・・・・・・・・・・・・・・・・・・・ 78
脱水・・・・・・・・・・・・・・・・・・・・・・ 78
多糖類・・・・・・・・・・・・・・・・・・・・ 29
楽しく食べる子どもに――食からはじ
　まる健やかガイド・・・・・・・・・・ 82
楽しく食べる子どもに――保育所に
　おける食育に関する指針
　・・・・・・・・・・・・・・・・・・・ 102, 149
探索反射・・・・・・・・・・・・・・・・・・ 4
単純性肥満・・・・・・・・・・・・ 77, 175
炭水化物・・・・・・・・・・・・・・ 28, 185
単糖・・・・・・・・・・・・・・・・・・・・・・ 29
たんぱく質・・・・・・・・・・ 25, 30, 184

ち
チアミン・・・・・・・・・・・・・・・・・・ 34
乳首・・・・・・・・・・・・・・・・・・・・・・ 64
知的障害児・・・・・・・・・・・・・・・・ 154
中性脂肪・・・・・・・・・・・・・・・・・・ 32
腸炎ビブリオ・・・・・・・・・・・・・・ 53
朝食欠食・・・・・・・・・・・・・・ 138, 174
調製粉乳・・・・・・・・・・・・・・・・・・ 62
調乳・・・・・・・・・・・・・・・・・・・・・・ 62
調味パーセント・・・・・・・・・・・・ 50
調理・・・・・・・・・・・・・・・・・・・・・・ 48
貯蔵多糖・・・・・・・・・・・・・・・・・・ 26

て
手洗い・・・・・・・・・・・・・・・・・・・・ 53
低栄養・・・・・・・・・・・・・・・・・・・・ 77
低出生体重児・・・・・・・・・・・・・・ 57
低出生体重児用調製粉乳・・・・ 62
鉄・・・・・・・・・・・・・・・・・ 37, 57, 191
手づかみ食べ・・・・・・・・・・・・・・ 68
でんぷん・・・・・・・・・・・・・・・・・・ 26

と
銅・・・・・・・・・・・・・・・・・・・・・・・・ 192
同化過程・・・・・・・・・・・・・・・・・・ 12
同化作用・・・・・・・・・・・・・・・・・・ 22
糖質・・・・・・・・・・・・・・・・・・・・・・ 28
糖新生・・・・・・・・・・・・・・・・・・・・ 26
同族体・・・・・・・・・・・・・・・・・・・・ 36
糖代謝・・・・・・・・・・・・・・・・・・・・ 27
糖尿病・・・・・・・・・・・・・・・・・・・・ 27
特殊用途粉乳・・・・・・・・・・・・・・ 62
トランス脂肪酸・・・・・・・・・・・・ 34
トリグリセリド・・・・・・・・・・・・ 32

な
ナイアシン・・・・・・・・・・・・・ 34, 187
内臓脂肪・・・・・・・・・・・・・・・・・・ 32
ナトリウム・・・・・・・・・・・・・ 37, 189

に
ニコチン酸・・・・・・・・・・・・・・・・ 34
日内変動・・・・・・・・・・・・・・・・・・ 167

さくいん

2糖類 ・・・・・・・・・・・・・・・・・・ 29
日本人の食事摂取基準（2015年版）・・・・・・・・・・・・・ 24, 40, 56
乳歯・・・・・・・・・・・・・・・・・・・・ 70
乳児院・・・・・・・・・・・・・ 147, 150
乳児期・・・・・・・・・・・・・・・・・・ 58
乳汁栄養・・・・・・・・・・・・・・・・ 58
乳糖・・・・・・・・・・・・・・・・・・・・ 29
尿素回路・・・・・・・・・・・・・・・・ 32
妊娠時に付加するエネルギー量
・・・・・・・・・・・・・・・・・・・・・・ 56
妊娠水血症・・・・・・・・・・・・・・ 57

ね
年間計画・・・・・・・・・・・・・・・ 114

の
ノロウイルス ・・・・・・・・・・・・ 52

は
バイオリズム・・・・・・・・・・・・ 16
排便のコントロール ・・・・・ 174
麦芽糖 ・・・・・・・・・・・・・・・・・・ 29
早寝・早起き・朝ごはん ・・・ 15, 89
ハレの日 ・・・・・・・・・・・・・・・・・ 3
パントテン酸 ・・・・・・・・・・・ 189

ひ
ビオチン・・・・・・・・・・・・・・・ 189
非加熱調理操作 ・・・・・・・・・・ 49
ビタミン ・・・・・・・・・・・・・・・・ 34
ビタミン A ・・・・・・・・・・・ 35, 186
ビタミン B_1 ・・・・・・・・・・・ 34, 187
ビタミン B_2 ・・・・・・・・・・・ 34, 187
ビタミン B_6 ・・・・・・・・・・・ 35, 188
ビタミン B_{12} ・・・・・・・・・・ 35, 188
ビタミン C ・・・・・・・・・・・ 35, 189
ビタミン D ・・・・・・・・ 36, 57, 186
ビタミン E ・・・・・・・・・・・ 36, 186
ビタミン K ・・・・・・・・・・・ 36, 186
ビタミン K 欠乏性出血症 ・・・・・・・ 60
必須アミノ酸 ・・・・・・・・・・・・ 30
肥満 ・・・・・・・・・・・・・・・・・ 77, 88

ピリドキシン ・・・・・・・・・・・・ 35
びんブラシ ・・・・・・・・・・・・・・ 64

ふ
フェアトレード ・・・・・・・・・ 177
フェニルケトン尿症 ・・・・・ 164
フォローアップミルク ・・・・ 62
副菜・・・・・・・・・・・・・・・・・・・・ 46
プテロイル・グルタミン酸 ・・・・・・・ 35
ブドウ糖 ・・・・・・・・・・・・・・・・ 26
不飽和脂肪酸 ・・・・・・・・・・・・ 32
不溶性食物繊維 ・・・・・・・・・・ 30
分岐鎖アミノ酸 ・・・・・・・・・ 165

へ
β 酸化 ・・・・・・・・・・・・・・・・・・ 27
ベビーフード ・・・・・・・・・・・・ 68
ペプチドミルク ・・・・・・・・・・ 62
ヘム鉄 ・・・・・・・・・・・・・・・・・・ 57
偏食 ・・・・・・・・・・・・・・・・・・・・ 76

ほ
保育所 ・・・・・・・・・・・・・・・・・ 147
保育所給食 ・・・・・・・・・・・・・ 110
保育所における食育の計画づくりガイド ・・・・・・・ 112
保育所保育指針 ・・・・・・ 100, 107
保育の5領域 ・・・・・・・・・・・ 108
飽和脂肪酸・・・・・・・・・・・ 32, 184
保護者支援 ・・・・・・・・・・・・・ 127
捕捉反射・・・・・・・・・・・・・・・・・ 4
ボツリヌス菌 ・・・・・・・・・・・・ 53
母乳・・・・・・・・・・・・・・・・・・・・ 58
母乳性黄疸 ・・・・・・・・・・・・・・ 60
哺乳びん ・・・・・・・・・・・・・・・・ 63
ホモシスチン尿症 ・・・・・・・ 165

ま
マイクロ波 ・・・・・・・・・・・・・・ 51
マグネシウム ・・・・・・・・・ 37, 190
マルトース ・・・・・・・・・・・・・・ 29
マンガン ・・・・・・・・・・・・・・・ 192

み
水 ・・・・・・・・・・・・・・・・・・・・・ 38
ミネラル ・・・・・・・・・・・・・・・・ 36

む
無菌操作法 ・・・・・・・・・・・・・・ 62
6つの基礎食品群 ・・・・・・・・・ 41
むら食い ・・・・・・・・・・・・・・・・ 76

め
メープルシロップ尿症 ・・・ 165
メタボリックシンドローム ・・・ 32
目安量 ・・・・・・・・・・・・・・・・・・ 40
免疫防御システム ・・・・・・・ 159

も
目標量 ・・・・・・・・・・・・・・・・・・ 40
モニタリング ・・・・・・・・・・・ 115
モリブデン ・・・・・・・・・・・・・ 193

や
夜食・・・・・・・・・・・・・・・・・・・ 140
やせ ・・・・・・・・・・・・・・・・・ 77, 87
夜盲症 ・・・・・・・・・・・・・・・・・・ 35

ゆ
遊離アミノ酸 ・・・・・・・・・・・・ 31

よ
葉酸 ・・・・・・・・・・・・・ 35, 57, 188
幼児期 ・・・・・・・・・・・・・・・・・・ 69
ヨウ素 ・・・・・・・・・・・・・・・・・ 192

ら
ラクトース ・・・・・・・・・・・・・・ 29
ラジカル消去物質 ・・・・・・・・ 13

り
離乳 ・・・・・・・・・・・・・・・ 64, 150
離乳期・幼児期用粉乳 ・・・・ 62
離乳食 ・・・・・・・・・・・・・・・・・・ 67
離乳の開始 ・・・・・・・・・・・・・・ 66
離乳の完了 ・・・・・・・・・・・・・・ 66

離乳の進行･･････････ 66
リボフラビン ･･･････････ 34
リン ･･････････････ 37, 190

れ
レチノール ･･････････ 35

わ
和食･･････････････ 3

● 欧文
A
ATP ･････････････ 17, 23

B
BMI ･･････････････ 40, 183

H
HACCP ････････････ 154

I
IgA抗体 ････････････ 163

N
n-3系（不飽和）脂肪酸 ･･･ 163, 184
n-6系（不飽和）脂肪酸
 ･････････････ 57, 163, 184

P
PDCAマネジメントサイクル ･･･ 108

T
TCA回路 ･･･････････ 13

監修者

倉石哲也（くらいし てつや）　武庫川女子大学 教授

伊藤嘉余子（いとう かよこ）　大阪府立大学 教授

執筆者紹介（執筆順、＊は編著者）

岡井紀代香*（おかい きよか）
担当：はじめに、第1章レッスン2、第2章レッスン3、第5章レッスン14
武庫川女子大学 教授
主著：『食育の生物学——ヒトの食性の起源と適応進化』（共著）和泉出版　2016年

内田眞理子（うちだ まりこ）
担当：第1章レッスン1、第1章事例
龍谷大学 短期大学部 教授
主著：『給食経営管理論（第4版）（新　食品・栄養科学シリーズ）』（共著）化学同人　2016年
　　　『実践　給食マネジメント論』（共著）第一出版　2016年

橋本 多美子（はしもと たみこ）
担当：第2章レッスン4
武庫川女子大学 准教授

山本 周美（やまもと しゅうみ）
担当：第3章レッスン5、第3章事例
武庫川女子大学 准教授
主著：『応用栄養学』（共著）朝倉書店　2017年
　　　『おしえて！　幼児の食育Q&A』（共著）武庫川女子大学出版部　2010年

岸本三香子（きしもと みかこ）
担当：第3章レッスン6
武庫川女子大学 准教授
主著：『応用栄養学』（共著）朝倉書店　2017年
　　　『改訂臨地実習ガイドブック』（共著）建帛社　2016年

今村友美（いまむら ともみ）
担当：第3章レッスン7
武庫川女子大学 講師

吉井美奈子[*]（よしい みなこ）
担当：第4章レッスン8・10・11、第5章レッスン12、第5章コラム、第6章レッスン15

武庫川女子大学 講師

主著：『改訂セミナー子どもの食と栄養』（共著）建帛社　2016年
　　　『楽しもう家政学――あなたの生活に寄り添う身近な学問』（共著）開隆堂出版　2017年

小切間 美保（こぎりま みほ）
担当：第4章レッスン9、第4章コラム

同志社女子大学 教授

主著：『給食経営管理論（第4版）』（編著）化学同人　2016年
　　　『応用栄養学（第4版）』化学同人　2015年

堀内理恵（ほりうち りえ）
担当：第5章レッスン13

武庫川女子大学 准教授

主著：『給食経営管理論実習』（共著）医歯薬出版　2016年
　　　『給食経営と管理の科学』（共著）理工図書　2011年

共著者紹介（執筆順）

岡井康二（おかい やすじ）
担当：第1章レッスン2、第2章レッスン3、
　　　第5章レッスン14

（元）羽衣国際大学 教授

大槻伸子（おおつき のぶこ）
担当：第4章レッスン10

武庫川女子大学附属保育園 園長

赤坂理恵（あかさか りえ）
担当：第4章レッスン8

武庫川女子大学附属保育園 保育士

吉廣愛子（よしひろ あいこ）
担当：第4章レッスン11

武庫川女子大学附属保育園 栄養士

編集協力：株式会社桂樹社グループ
装画：後藤美月
本文イラスト：宮下やすこ
本文デザイン：中田聡美

			MINERVA はじめて学ぶ子どもの福祉⑨	
			子どもの食と栄養	
2017年9月10日　初版第1刷発行			〈検印省略〉	
			定価はカバーに表示しています	

監 修 者	倉石哲也	
	伊藤嘉余子	
編 著 者	岡井紀代香	
	吉井美奈子	
発 行 者	杉田啓三	
印 刷 者	藤森英夫	

発行所　株式会社　ミネルヴァ書房

607-8494　京都市山科区日ノ岡堤谷町1
電話代表　(075) 581-5191
振替口座　01020-0-8076

ⓒ岡井・吉井ほか，2017　　　亜細亜印刷

ISBN978-4-623-07958-2

Printed in Japan

倉石哲也/伊藤嘉余子 監修
MINERVAはじめて学ぶ子どもの福祉
全12巻／B5判／美装カバー

① 子ども家庭福祉　　　　　伊藤嘉余子/澁谷昌史 編著　本体2200円

② 社会福祉　　　　　　　　倉石哲也/小崎恭弘 編著　本体2200円

③ 相談援助　　　　　　　　倉石哲也/大竹 智 編著

④ 保育相談支援　　　　　　倉石哲也/大竹 智 編著

⑤ 社会的養護　　　　　　　伊藤嘉余子/福田公教 編著

⑥ 社会的養護内容　　　　　伊藤嘉余子/小池由佳 編著

⑦ 保育の心理学　　　　　　伊藤 篤 編著

⑧ 子どもの保健　　　　　　鎌田佳奈美 編著

⑨ 子どもの食と栄養　　　　岡井紀代香/吉井美奈子 編著　本体2200円

⑩ 家庭支援論　　　　　　　伊藤嘉余子/野口啓示 編著　本体2200円

⑪ 保育ソーシャルワーク　　倉石哲也/鶴 宏史 編著

⑫ 里親ソーシャルワーク　　伊藤嘉余子/福田公教 編著

――――― ミネルヴァ書房 ―――――
http://www.minervashobo.co.jp/